GESUND LEBEN MIT

HILDEGARD VON BINGEN

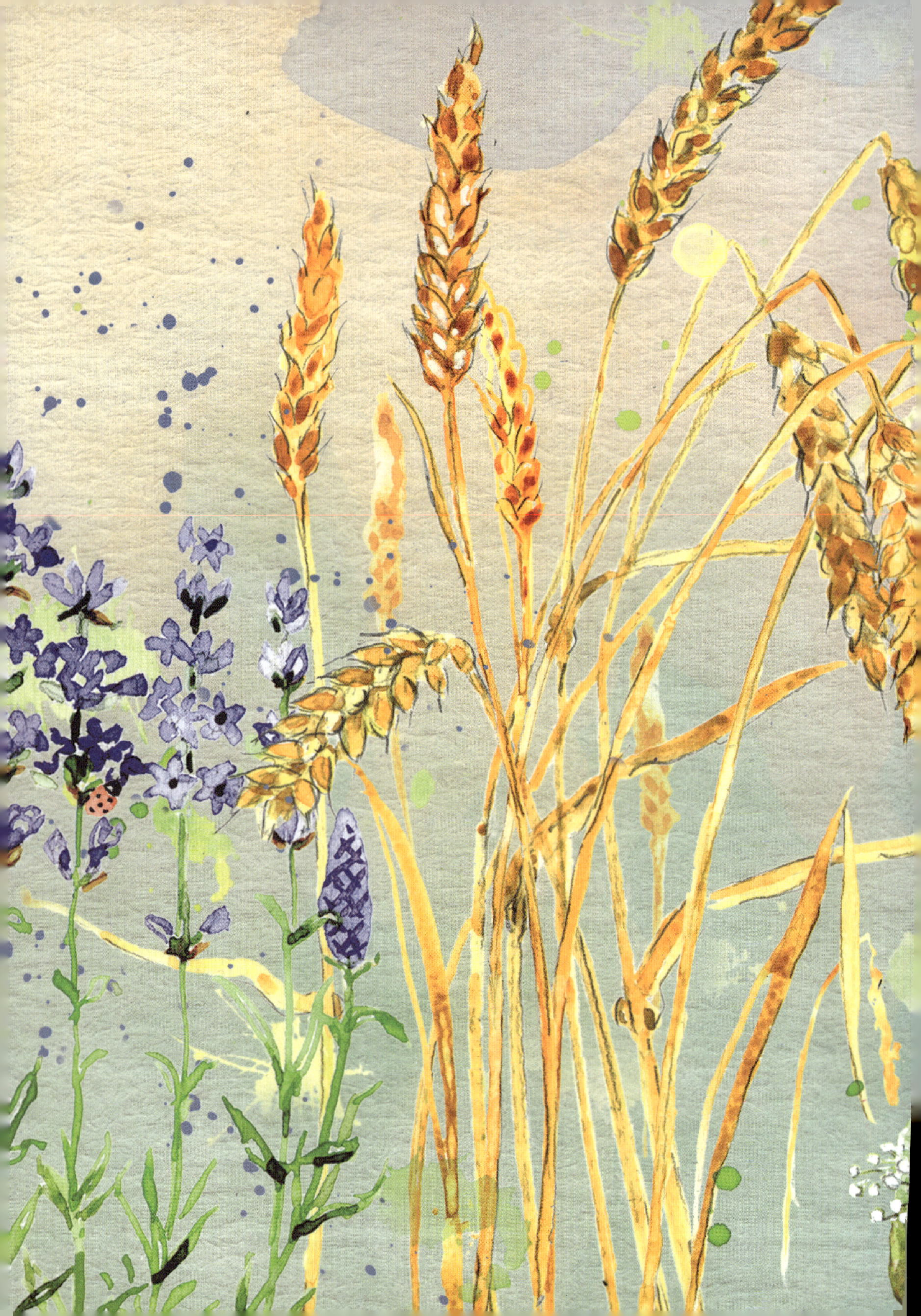

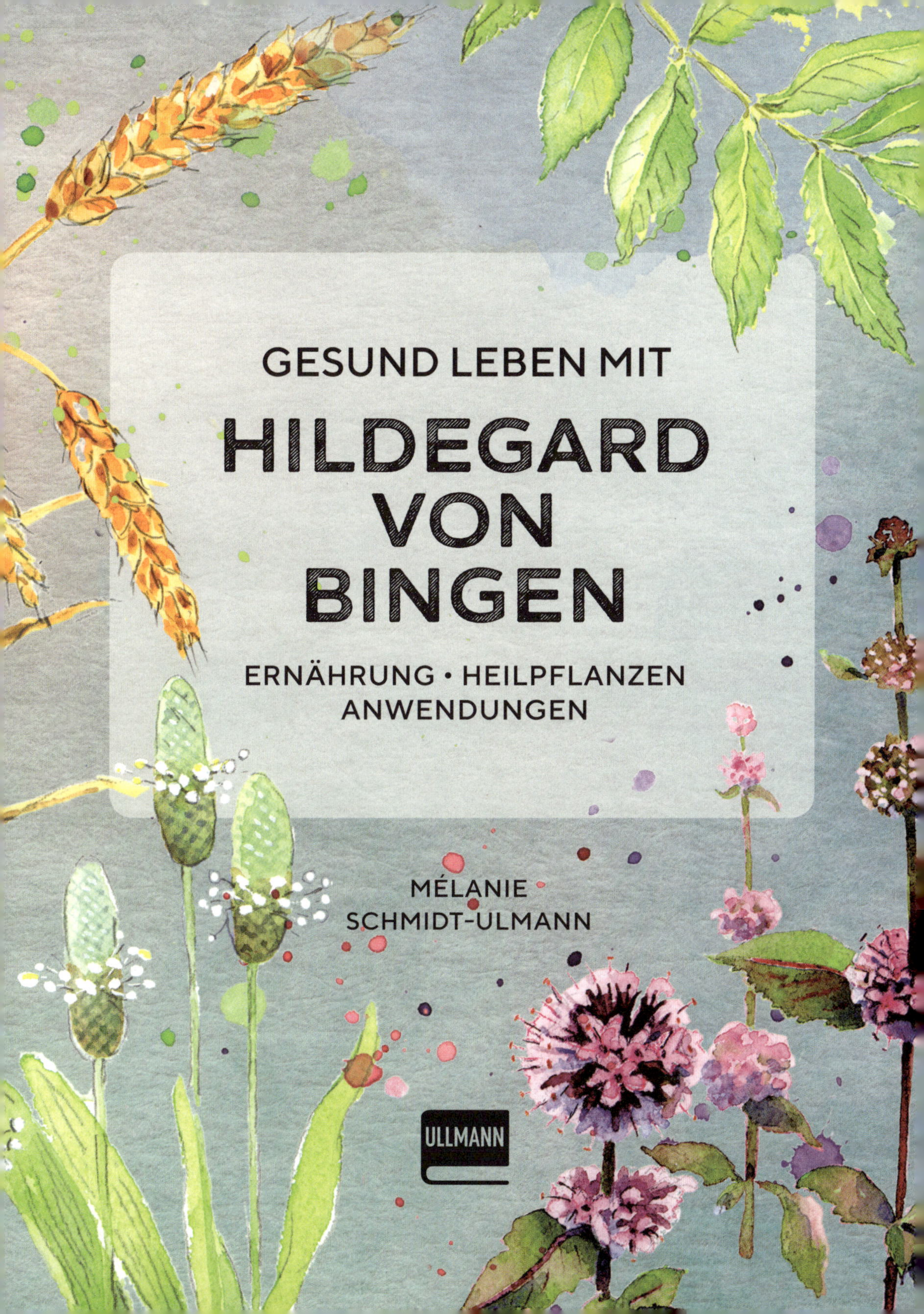

GESUND LEBEN MIT

HILDEGARD VON BINGEN

ERNÄHRUNG • HEILPFLANZEN
ANWENDUNGEN

MÉLANIE
SCHMIDT-ULMANN

ULLMANN

Erstmals veröffentlicht 2016 by Leduc.s Éditions
unter dem Titel *Les secrets de bien-être d'Hildegarde de Bingen, c'est malin*

Originalausgabe © by Eddison Books Limited, 2019
Originaltitel: *Hildegard of Bingen´s Holistic Health Secrets*
ISBN der Originalausgabe: 978-1-85906-442-9

Übersetzung aus dem Englischen: Katrin Höller
Redaktion und Satz: writehouse, Köln
Covergestaltung: Simone Speth

Gesamtherstellung: Ullmann Medien GmbH, Rheinbreitbach

10 9 8 7 6 5 4 3
X IX VIII VII VI V IV III II I

ISBN 978-3-7415-2411-0

www.ullmannmedien.com
Gedruckt in China

HINWEIS
Die in diesem Buch abgedruckten Informationen und Rezepte sind nach bestem Wissen und Gewissen und aus eigener Anschauung verfasst, sie ersetzen aber nicht eine persönliche Beratung, Untersuchung, Diagnose und Behandlung durch eine Ärztin/einen Arzt, insbesondere in Bezug auf Wechselwirkungen mit Medikamenten, die Sie einnehmen, und in Bezug auf Lebensalter, Allergien, Schwangerschaft und Stillzeit. Bitte beachten Sie, dass alle Pflanzen, vor allem stark wirksame, immer ganz genau dosiert werden müssen!
Jede Nutzung der abgedruckten Informationen und Rezepte geschieht auf eigene Gefahr des Nutzers/der Nutzerin. Eine Haftung für Richtigkeit bzw. Vollständigkeit, Wirkung und Nebenwirkung wird nicht übernommen. Weder die Autorin/der Autor noch der Verlag übernehmen die Haftung für Schäden, welcher Art auch immer, die sich direkt oder indirekt aus dem Gebrauch des Buches ergeben könnten.

INHALT

JAHRHUNDERTEALTE LEHREN – BIS HEUTE AKTUELL

Gesündere, biologisch angebaute, saisonale Lebensmittel nutzen, Gesundheitsprobleme mit Pflanzen und anderen natürlichen Heilmitteln behandeln, sich jeden Tag aktiv um Gesundheit und Wohlbefinden bemühen, Meditation zum Entspannen: All diese Ideen sind hochaktuell; sie spiegeln die Bedürfnisse und Wünsche vieler Menschen wider.

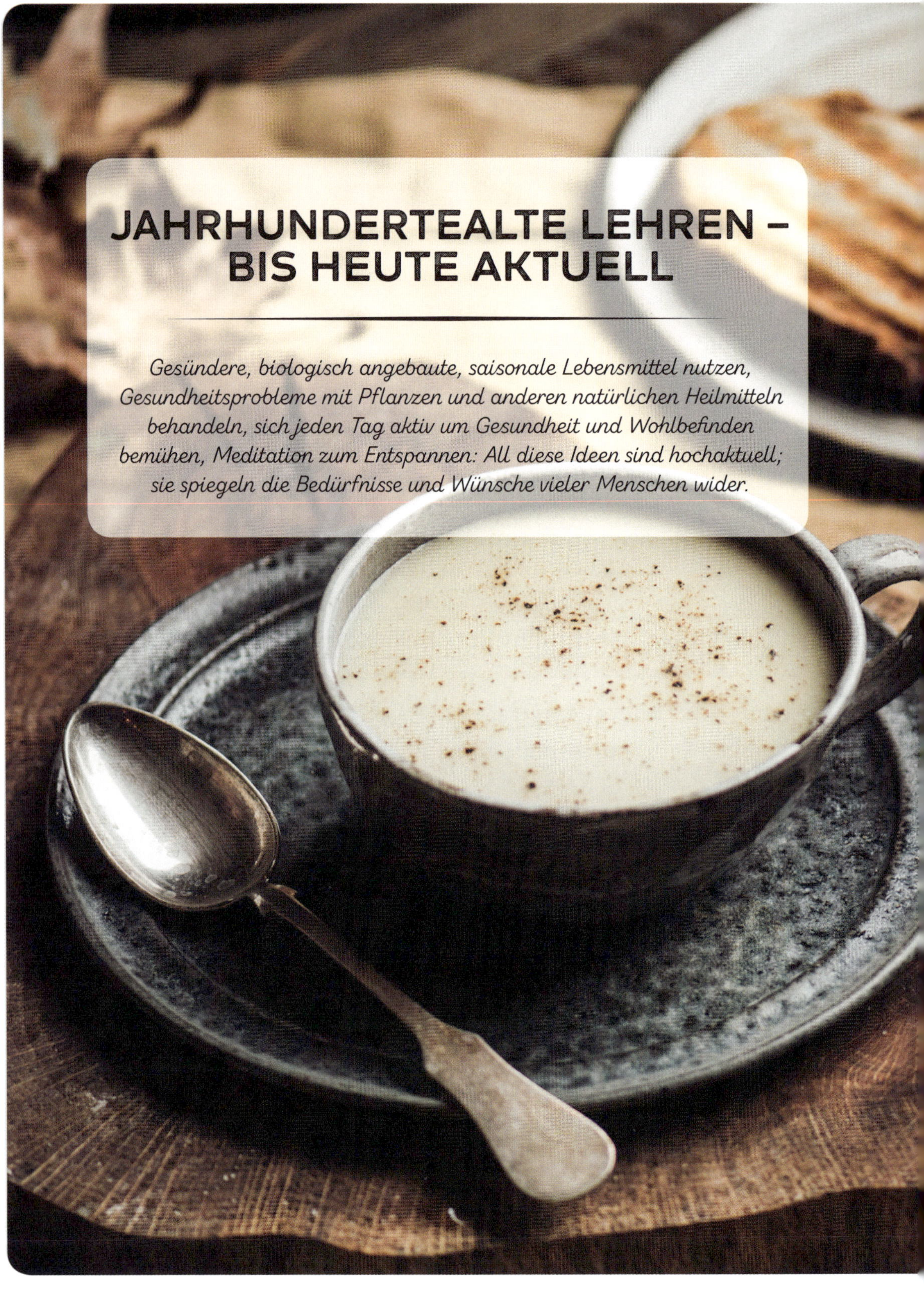

Doch wussten Sie, dass diese Konzepte fast tausend Jahre alt sind? Formuliert wurden sie von Hildegard von Bingen, einer außergewöhnlichen Frau, die nicht nur Nonne war, sondern auch Ärztin, Naturheilkundlerin, Komponistin, Intellektuelle – und Heilige.

Hildegards Ratschläge sind – wie Sie beim Lesen dieses Buches feststellen werden – wahrlich zeitgemäß; sie war ihrer Zeit weit voraus. So beschrieb sie die Vorzüge des Fastens, die heute wieder neu entdeckt werden, und betonte, wie wichtig es sei, den Verdauungstrakt zu entschlacken. Laut Hildegard haben dort viele Autoimmunerkrankungen und auch Beschwerden wie Migräne ihren Ursprung. In der heutigen Zeit, da wir unseren Darm als „zweites Gehirn" bezeichnen, lässt diese Botschaft besonders aufhorchen. Hildegard war außerdem eine Verfechterin der Meditation – eine weitere beliebte Praktik unserer Zeit – und empfahl darüber hinaus einen positiven, freudvollen Blick auf das Leben.

Höchste Zeit also, von Hildegard zu erfahren, wie Sie gesund essen können – im Einklang mit der Natur und dem Rhythmus der Jahreszeiten –, und wie Sie natürliche Heilmittel anwenden, die sich die vielfältigen Wirkungen von Pflanzen und Edelsteinen zunutze machen. Außerdem werden Sie entdecken, wie wirksam Fasten ist, und wie Freude und eine positive Grundhaltung Ihr Leben verändern können.

HILDEGARDS MYSTIZISMUS

Schon im Kindesalter hatte Hildegard Visionen. Als sie etwa 42 Jahre alt war, erhielt sie den Auftrag, alles, was sie gesehen und gehört hatte, festzuhalten und zu veröffentlichen. Sie machte sich also an die große Aufgabe, ihre vielen Visionen aufzuschreiben und auf Reisen durch Europa ihre Botschaften zu verbreiten.

Ihre Heilmethoden wurden maßgeblich von ihrem tiefen Glauben beeinflusst. Die Nonne, die zugleich Ärztin, Künstlerin, Dichterin und Wissenschaftlerin war, schaffte es, ganz unterschiedliche Disziplinen zusammenzubringen. Ihr Blick auf die Welt und die Menschen war ein ganzheitlicher; er umfasste sowohl transzendente, religiöse Werte als auch weltliche Gegebenheiten. Laut Hildegard greift alles ineinander – Welt und Menschen, Körper und Seele. Ist das eine gestört, wirkt sich das auch auf das andere aus. Menschliche Gesundheitsprobleme sind demnach die Folge eines Ungleichgewichts in der Welt. Für sie lag die Lösung dieser Probleme und damit die richtige Methode, Menschen zum Glück zu verhelfen, darin, den spirituellen Weg zu gehen.

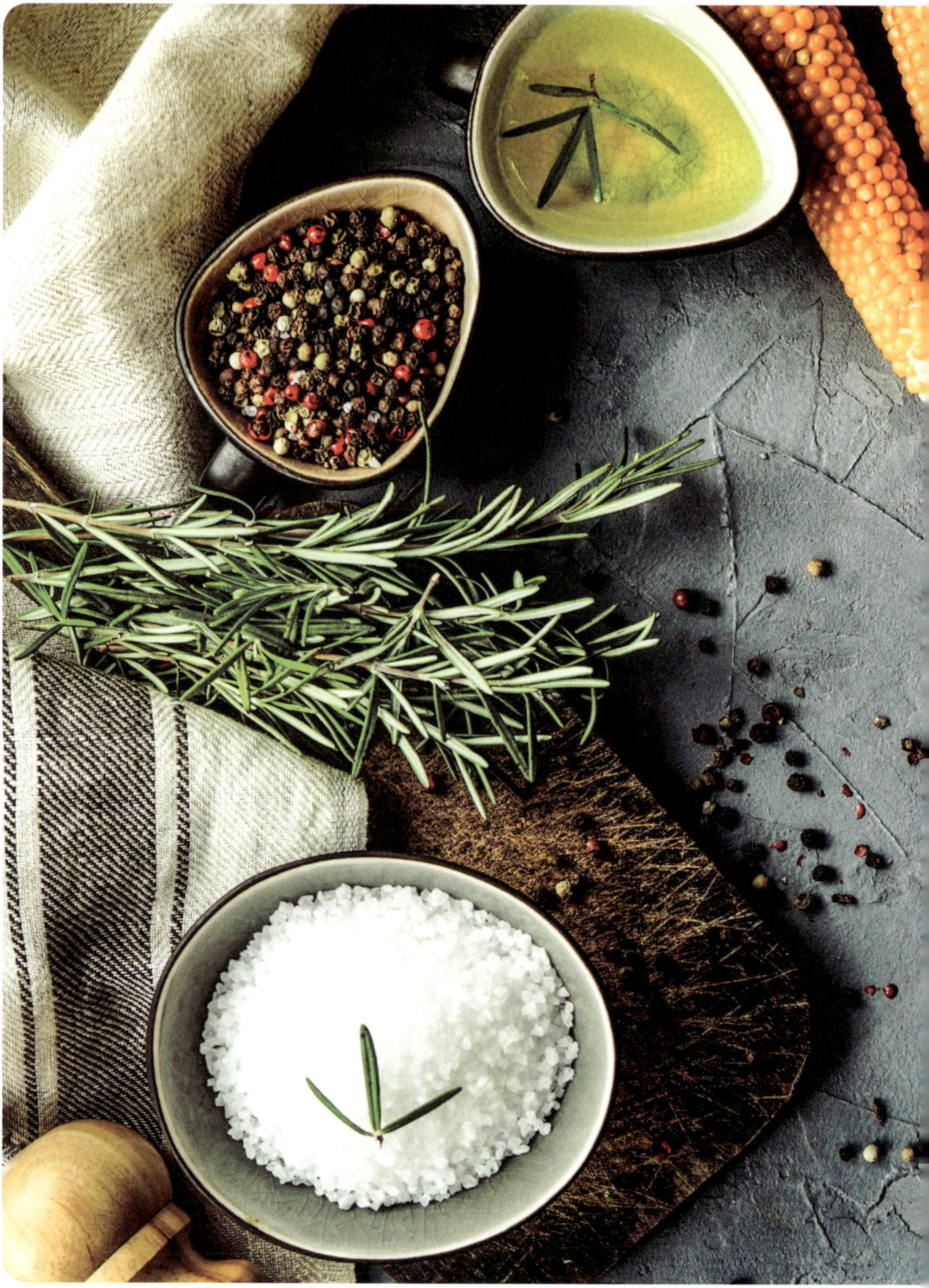

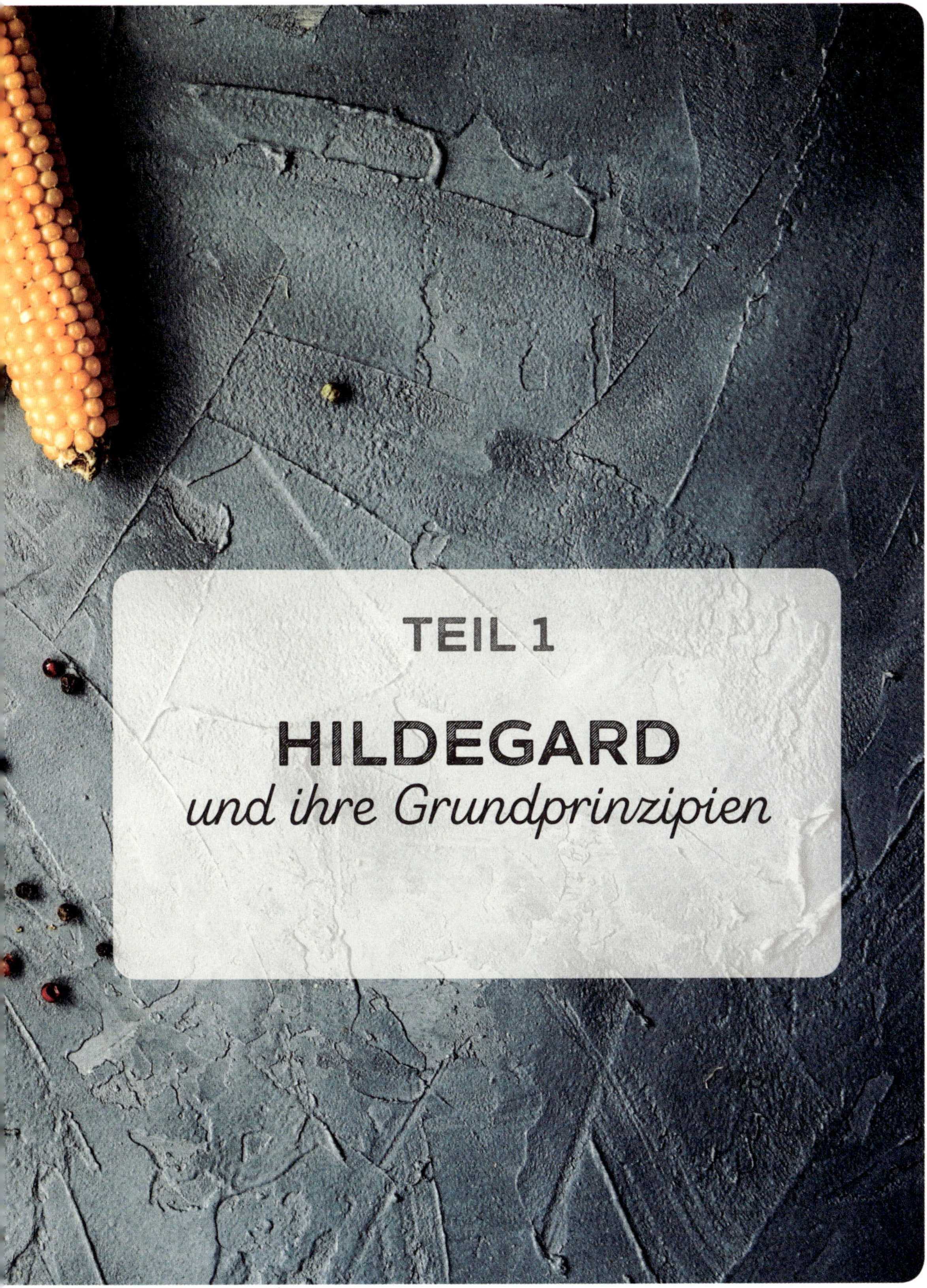

TEIL 1

HILDEGARD

und ihre Grundprinzipien

Wer war Hildegard?

Hildegard von Bingen, Äbtissin im 12. Jahrhundert, wurde 1098 als zehntes Kind einer adligen römisch-katholischen Familie in Südwestdeutschland geboren. Seit sie drei Jahre alt war, erlebte sie Visionen, die sie „Schauungen" nannte. Mit etwa acht Jahren lernte sie Jutta von Sponheim kennen, die junge Äbtissin eines nahegelegenen Klosters.

Jutta brachte ihr Lesen, Singen und Komponieren bei und zeigte ihr die Heilpflanzen im Garten. Mit fünfzehn trat Hildegard in das Kloster ein. Später zog sie in ein anderes Kloster in eine kleine Stadt, deren Namen sie fortan tragen sollte: Bingen.

Hildegard war Theologin, Intellektuelle, Wissenschaftlerin und Künstlerin. Sie schrieb zwei medizinisch-naturkundliche Werke – *Causae et Curae* und *Physica* – und gilt heute darüber hinaus als einzige weibliche Komponistin geistlicher Musik des christlichen Mittelalters. Da sie viel reiste und ihr Wissen teilte, kannte man sie bald in ganz Europa. Schon zum Zeitpunkt ihres Todes, den sie vorhergesagt hatte (17. September 1179), wurde sie als Heilige verehrt. Papst Benedikt XVI. sprach sie 2012 endgültig heilig und ernannte sie als eine von nur vier Frauen zur „Kirchenlehrerin", womit er die Wichtigkeit ihres Denkens innerhalb der katholischen Glaubenslehre anerkannte.

NONNE UND NATURHEILKUNDLERIN

Hildegard war auch eine Heilerin. Pilger kamen von weither, um von ihren „Wunderheilungen" zu profitieren. Es heißt, dass sie allein durch Handauflegen, aber auch aus der Ferne, Kranke heilen konnte. Hildegard verließ sich jedoch auch auf anerkannte Heilmethoden wie Arzneien aus Pflanzen oder Mineralien. Im Mittelalter florierte die traditionelle europäische Heilkunde besonders in den Klöstern.

Hildegard kannte sich mit Körper und Natur des Menschen gut aus – basierend auf ihren Visionen, aber auch auf ihrem besonderen Einfühlungsvermögen. Sie war eine Visionärin: Viele der medizinischen Konzepte, mit denen sie sich befasste, wurden mehrere Jahrhunderte später wissenschaftlich bewiesen. Für Hildegard waren Körper und Geist eine Einheit; körperliche Beschwerden sollten nicht getrennt von psychischen Problemen und Gefühlen betrachtet werden. Sie war also eine frühe Pionierin der heute so wichtigen ganzheitlichen Medizin.

HILDEGARDS NACHFOLGER

Nach und nach wurde die traditionelle Heilkunde von der modernen Medizin abgelöst. Dass wir heute mit Hildegards Grundprinzipien so vertraut sind, haben wir zwei deutschen Ärzten zu verdanken: dem 1997 verstorbenen Dr. Gottfried Hertzka und Dr. Wighard Strehlow, Naturheilkundler, Doktor der Chemie und Biochemie. Dr. Hertzka modernisierte Hildegards Ratschläge, machte sie in zahlreichen Büchern einem breiteren Publikum zugänglich und behandelte seine Patienten nach ihren Methoden. Dr. Strehlow half ihm dabei. Zusammen übertrugen sie Hildegards Rezepte in die moderne Welt.

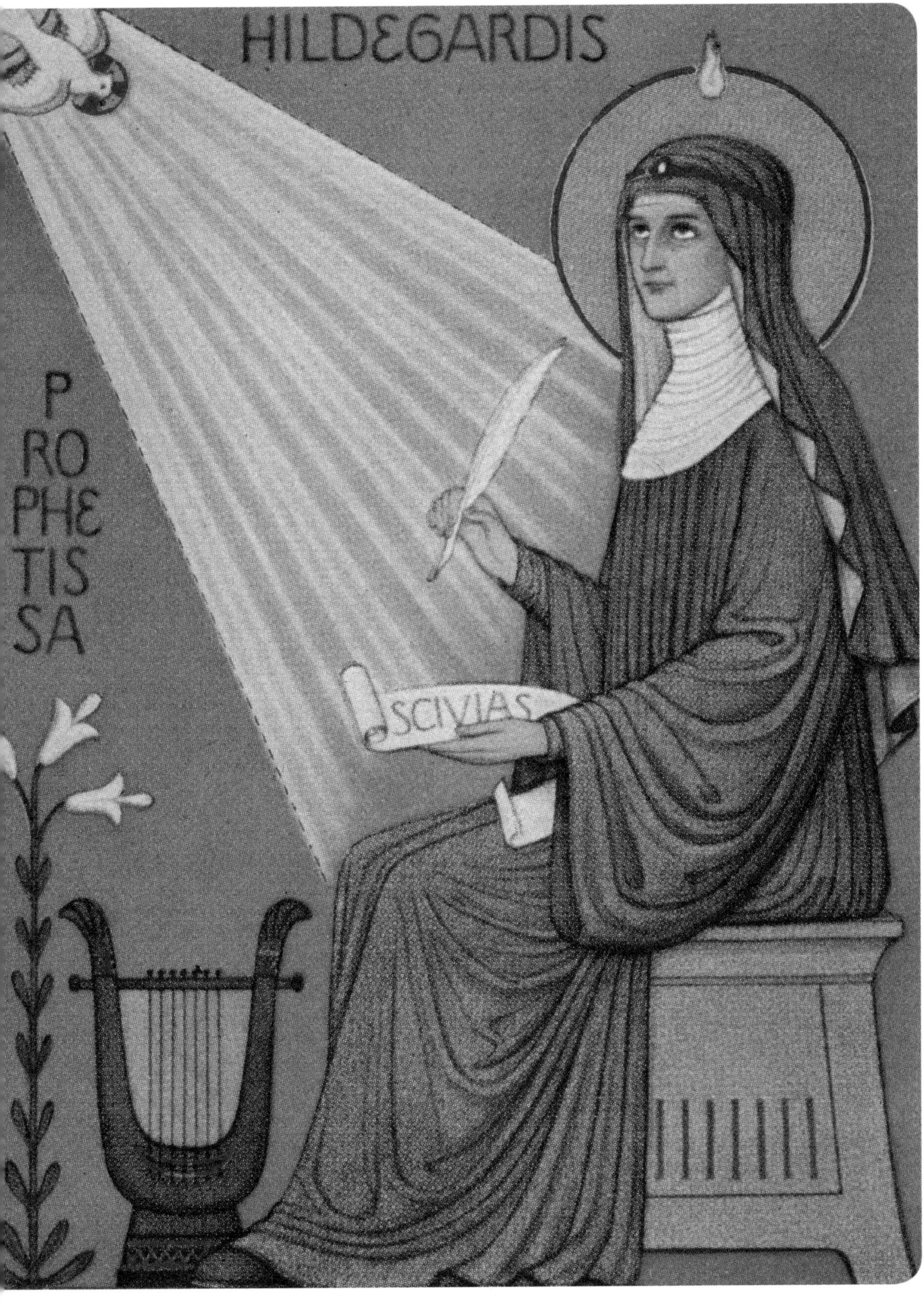
HILDEGARDIS
PROPHETISSA
SCIVIAS

Hildegards vier Grundprinzipien

Hildegard war in vielerlei Hinsicht eine Visionärin. Dies wird klar, wenn wir uns die Grundprinzipien ansehen, auf denen ihre medizinischen Praktiken beruhten und die auch heute noch maßgeblich sind.

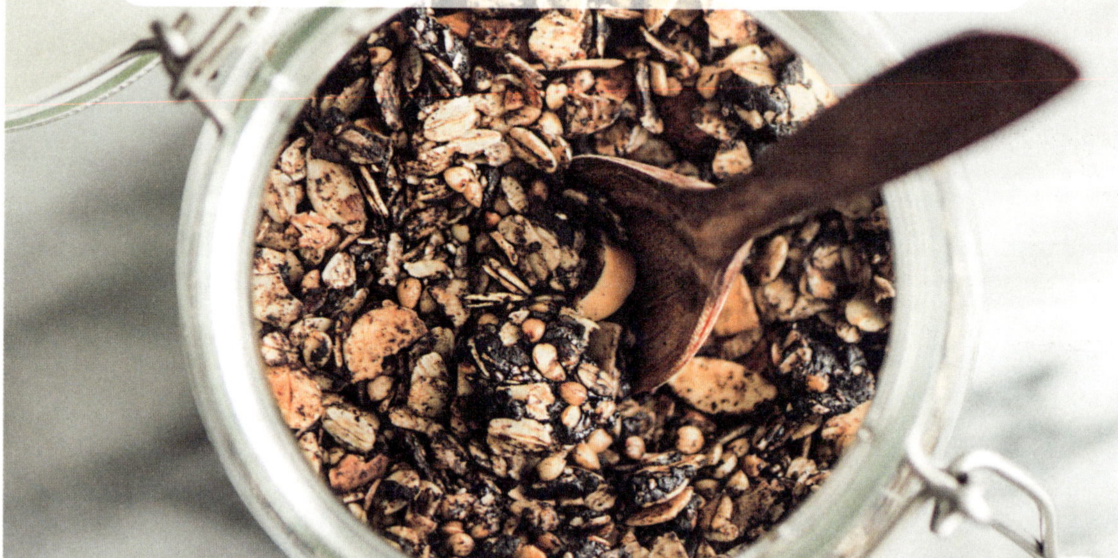

GESUNDHEIT = NAHRUNG + UMWELT + GEFÜHLE

Laut Hildegard werden 70 Prozent unseres gesundheitlichen Befindens von dem, was wir essen, bestimmt; die restlichen 30 Prozent hängen mit unserer Umwelt und unseren Gefühlen zusammen.

Hildegards Ziel war es, einen ganzheitlichen – Körper, Geist und Seele umfassenden – Zustand des Wohlbefindens zu erreichen. So sei es wichtig, sich nicht nur gesund zu ernähren, täglich spirituelle Rituale zu pflegen und sich zu bewegen, sondern auch, stets eine positive Geisteshaltung einzunehmen. Liebe, anderen helfen, Geduld, Disziplin, Konflikte durch Gespräche beilegen, Mitgefühl, Demut, auch unter schwierigen Umständen Hoffnung bewahren – all diese konstruktiven Ansätze tragen dazu bei, unser Leben zu erhellen, nicht nur inwendig, sondern auch in unseren Beziehungen zu anderen. Und, wenn auch weniger offensichtlich, trägt dies dazu bei, die Welt ein Stück weit besser zu machen.

1. EINEN GESUNDEN LEBENSSTIL PRAKTIZIEREN

Dabei ist für Hildegard die Ernährung von zentraler Bedeutung. Eines der wichtigsten Nahrungsmittel auf dem Speiseplan ist Dinkel, eine sehr alte Variante des Weizens, dazu Obst und Gemüse. Hildegard – darin ihrer Zeit weit voraus – propagierte außerdem die Säure-Basen-Balance: Damit der Körper optimal funktioniert, benötigt er ein Gleichgewicht zwischen sauren und alkalischen Verbindungen. Hildegards Lehre besagt, dass basische Lebensmittel 70 bis 80 Prozent unserer Ernährung ausmachen sollten. Und, ebenfalls heutigen Überzeugungen entsprechend: Verzichtet werden soll auf verarbeitete Nahrungsmittel, Fertiggerichte und raffiniertes Getreide – letzteres wird durch Vollkorngetreide ersetzt. Hildegard kochte außerdem immer mit Garmethoden, bei denen die meisten Nährstoffe erhalten bleiben. Dem Braten in der Pfanne sind dementsprechend das Dampfgaren oder Schmoren vorzuziehen.

2. EMOTIONALE STABILITÄT ANSTREBEN

Hildegard lehrt uns, unsere Gefühle zu stabilisieren – zum Beispiel Stress, Angst, zu wenig Selbstvertrauen, Schlaflosigkeit, Hypersensibilität oder Erschöpfung – und sie in positive Kräfte umzuwandeln: Kreativität, inneren Frieden, heitere Ruhe und Loslassen-Können. Das Wichtigste ist, zu lernen, wie wir mit unseren Gefühlen umgehen. Diese Herangehensweise ähnelt der des englischen Homöopathen Dr. Edward Bach, der die Bachblüten-Therapie entwickelte.

3. SICH GUT UM DEN EIGENEN KÖRPER KÜMMERN

Hildegard nennt folgende fünf Gesundheitsprinzipien:

FASTE bzw. praktiziere die schlichte Hildegard-Ernährung, die auf Dinkel und Gemüse basiert.

ENTGIFTE DEINEN KÖRPER Zu Hildegards Lebzeiten gehörte hierzu auch der Aderlass, bei dem die Gifte buchstäblich aus dem Körper gesaugt wurden. Zum Glück sind heute zum Entgiften keine solch drastischen Maßnahmen mehr nötig.

ERNÄHRE DICH HAUPTSÄCHLICH von Dinkel, Obst und Gemüse.

PFLEGE EINEN GESUNDEN LEBENSSTIL Bewege dich regelmäßig, und finde die richtige Balance zwischen Schlaf und Aktivität.

REINIGE DEINEN DARM Auch dieser Rat findet heute viel Anklang. Hildegard war zweifellos eine der Ersten, die betonten, wie wichtig es ist, gut auf den Verdauungstrakt zu achten. Laut Hildegard sind viele Todesursachen auf ein Problem im Darm zurückzuführen.

4. AUF DEN EIGENEN BIORHYTHMUS HÖREN

Aktive Phasen sollten sich abwechseln mit Ruhezeiten, Meditation und – wenn Sie gläubig sind – dem Gebet. Es gibt viele Arten der Meditation; wählen Sie die, die am besten zu Ihnen passt. Hildegard hat dazu einige Grundlagen formuliert. Wichtig ist, dass Sie sich zum Meditieren wirklich Zeit nehmen und lernen, diese Zeit richtig zu nutzen: um zu entspannen, die richtigen Fragen zu stellen, eine Verbindung zu Ihren Gefühlen zu bekommen und den Stress des Alltags hinter sich zu lassen.

HILDEGARDS „SÄFTE" UND DIE GESUNDHEIT

Von der Antike zur Zeit des griechischen Arztes Hippokrates bis zur Naturheilkunde der Moderne schrieb man Krankheiten häufig einer Störung im Gleichgewicht der „Säfte" des menschlichen Körpers zu. Hildegard teilte diese Ansicht und beschrieb sie in ihren beiden medizinischen Büchern, *Causae et Curae* und *Physica.* Wie die Natur, die aus Luft, Feuer, Erde und Wasser besteht, sollen auch wir Menschen vier „Säfte" oder „Qualitäten" aufweisen: **trocken** (Erde); **feucht** (Wasser); **heiß** (Feuer) und **kalt** (Luft). Das Gleichgewicht dieser Qualitäten steht für Gesundheit; ein Ungleichgewicht führt zu Krankheiten.

Die deutsche Expertin Hildegard Strickerschmidt, Ehrenpräsidentin der *Internationalen Gesellschaft Hildegard von Bingen,* beschreibt diese vier Profile in ihrem Buch *Heilung an Leib und Seele:*

- **Eine „trockene" Person** ist ein Mensch mit starkem Willen, der zu Wutanfällen neigt.
- **Eine „feuchte" Person** hat zu viel Kraft und wird durch ihre Emotionen geschwächt.
- **Eine „heiße" Person** isst nur wenig. Auch sie hat Wutanfälle, die aber rasch vorbeigehen.
- Schließlich ist **eine „kalte" Person** im Leben sehr unentschieden; ihr fehlt die Ordnung.

Die Verbindungen zwischen diesen Klassifikationen und denen der Naturheilkunde – phlegmatisch, sanguinisch, cholerisch und melancholisch – sind bedeutsam. Sowohl Hildegard-Anhänger als auch Naturheilkundler glauben, dass ein Ungleichgewicht der Temperamente (oder das Übergewicht eines Temperaments) die Gesundheit negativ beeinflusst. So heißt es, dass „trockene", wütende Menschen dazu neigen, schädliches Cholesterin zu bilden, das die Arterien verstopft. Vorwiegend „feuchte" Menschen, durch Emotionen geschwächt, können an „kalter Feuchtigkeit" im Magen oder einem verminderten Hörvermögen leiden. Hildegard erwähnt auch „kalte" und „schwammige" Menschen, die abwechselnd wütend und fröhlich sind, aber grundsätzlich immer „kalt" bleiben. Sind sie zum Beispiel übermäßiger Traurigkeit oder Wut ausgesetzt, leiden sie an „Pfeilen" – Harnsäurekristallen, die Gicht und Schmerzen am ganzen Körper auslösen können. Hildegard glaubte auch, „lauwarme" und „kalte" Menschen seien melancholisch und voller „schwarzer Galle", was zu Migräne, Depressionen und chronischer Müdigkeit führen könne.

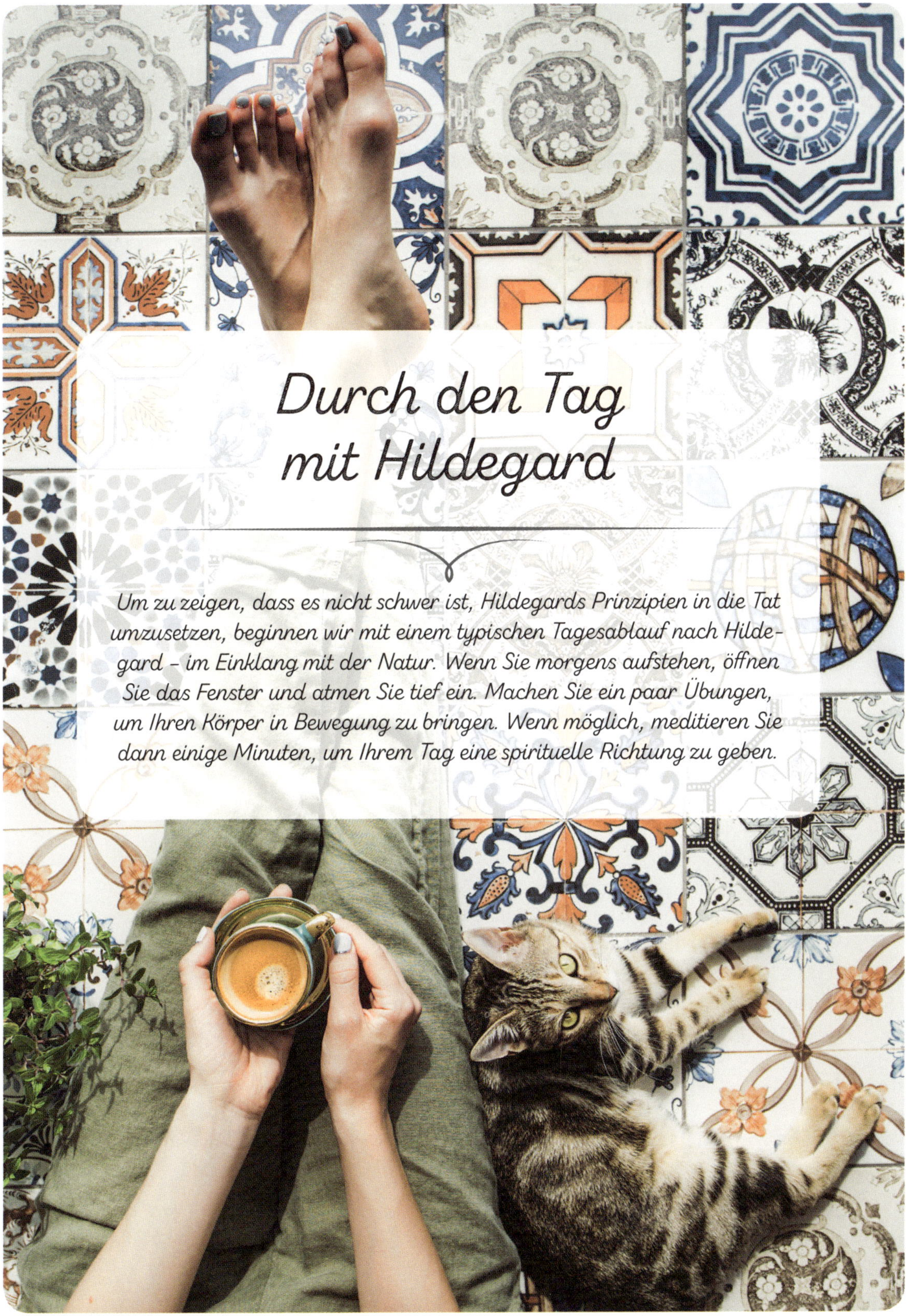

Durch den Tag mit Hildegard

Um zu zeigen, dass es nicht schwer ist, Hildegards Prinzipien in die Tat umzusetzen, beginnen wir mit einem typischen Tagesablauf nach Hildegard – im Einklang mit der Natur. Wenn Sie morgens aufstehen, öffnen Sie das Fenster und atmen Sie tief ein. Machen Sie ein paar Übungen, um Ihren Körper in Bewegung zu bringen. Wenn möglich, meditieren Sie dann einige Minuten, um Ihrem Tag eine spirituelle Richtung zu geben.

Das Morgenritual

Hildegard war das Morgenritual besonders wichtig – der „Miracle Morning" ihrer Zeit! Sie empfahl Atemübungen, ein Gesundheits- und Schönheitsritual und ein gutes Frühstück, das aus ihren bewährten Hauptnahrungsmitteln bestand.

Wählen Sie für das Frühstück „heiße" Nahrungsmittel (siehe Seite 24) – warmen Dinkel oder Hafer, die den Körper aufwärmen, anstelle von kaltem Müsli. Das traditionelle Hildegard-Frühstück ist Habermus, ein Brei aus Dinkelflocken oder Vollkorndinkel (siehe Rezept auf Seite 59).

Vergessen Sie Ihren schwarzen Kaffee (oder das Glas Wasser) am Morgen und ersetzen Sie ihn durch einen Kräutertee nach Wahl, Fencheltee oder Dinkelkaffee (siehe Rezept auf Seite 30).

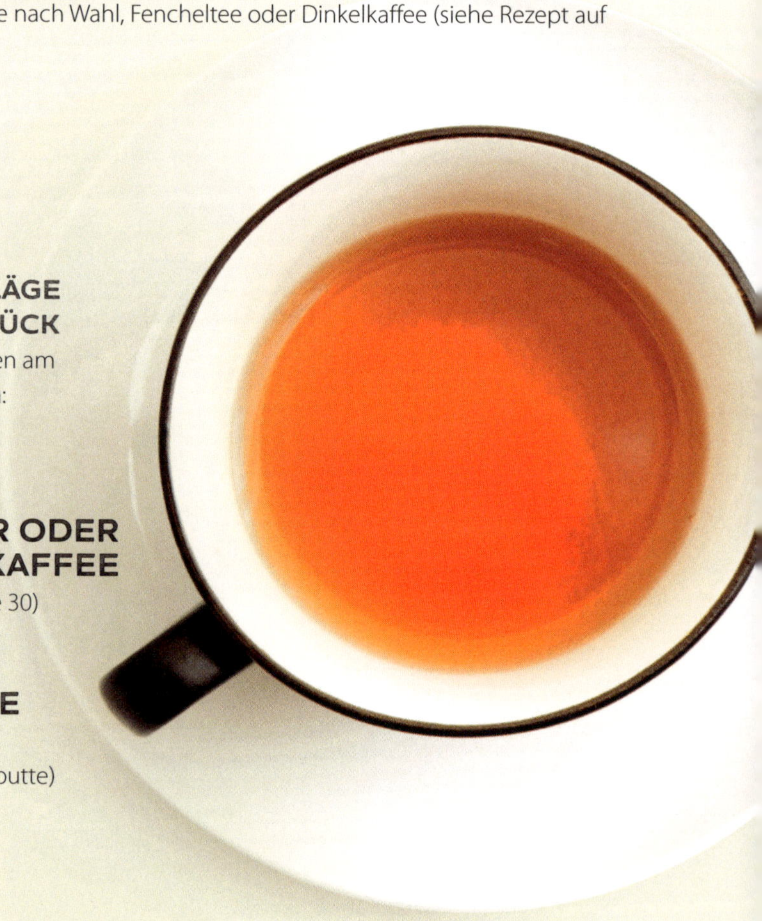

EINIGE VORSCHLÄGE FÜR IHR FRÜHSTÜCK

Wählen Sie die, die Ihnen am besten schmecken:

HAUSGEMACHTER ODER INSTANT-DINKELKAFFEE

(siehe Rezept auf Seite 30)

ODER

KRÄUTERTEE

Ihrer Wahl

(z.B. Fenchel oder Hagebutte)

EIN EINFACHES GESUNDHEITS- UND SCHÖNHEITSRITUAL AM MORGEN

- **Kaue 1 Teelöffel Fenchelsamen auf nüchternen Magen.** Hilft der Verdauung auf die Sprünge!
- **Halte für kräftige und gesunde Zähne etwas kaltes Wasser so lange im Mund, bis es lauwarm wird.** (Natürlich sollen Sie sich dann trotzdem noch die Zähne putzen!)
- **Lege dir für einige Minuten einen mit kaltem Wasser getränkten Waschlappen auf die Augen.** Alternativ können Sie auch einige Minuten ins Grüne schauen: „Das Grün des Feldes beseitigt Augenprobleme, reinigt die Augen und macht sie klar", schrieb Hildegard.

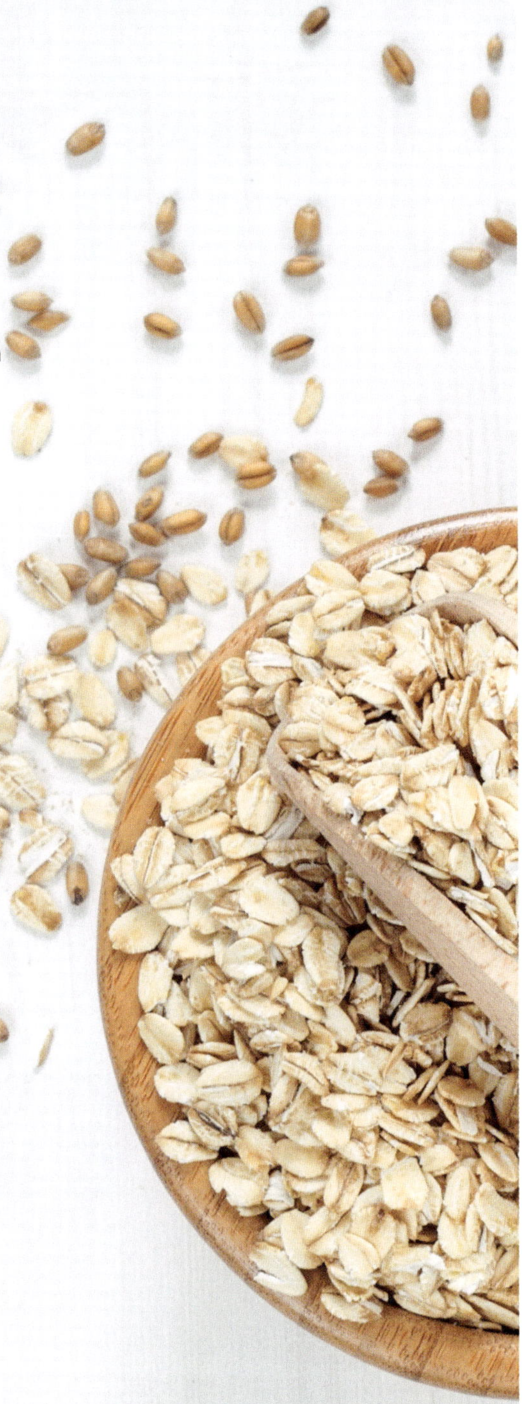

plus

DINKELBROT, TROCKENFRÜCHTE

Butter und laktosefreie Milch, z.B. Mandel-, Soja- oder Reismilch

ODER

HABERMUS

(warmer Dinkelbrei mit laktosefreier Milch; siehe Rezept auf Seite 59)

ODER

HAFERBREI

mit laktosefreier Milch

Was für ein großartiger Start in den Tag!

Mittagessen

Eines der Hauptprinzipien: Das Essen sollte Zimmertemperatur haben, also nicht kalt sein. Hier einige Grundlagen, mit denen Sie Ihren Speiseplan zusammenstellen können:

ALS VORSPEISE: GEGARTES GEMÜSE, SUPPE, EINE GEMÜSE-TARTE ODER GEMÜSETERRINE

Im Winter schmeckt eine heiße oder warme Vorspeise am besten. Rohes Gemüse sollten Sie nur drei- bis viermal pro Woche essen.

ALS HAUPTGERICHT: DINKEL IN JEDER FORM, MIT GEMÜSE

Als ganzes Korn, als Perldinkel, in einem Eintopf oder als Pasta – besonders gut mit Fenchel und Kürbis.

plus

SALAT NACH HILDEGARD

Jeder grüne Salat Ihrer Wahl, mit einer Vinaigrette aus Pflanzenöl, Weinessig, Dill und Knoblauch. Der Salat kann 30 Minuten vorher zubereitet werden; Sie können auch noch Schaf- oder Ziegenkäse hinzufügen.

ALS NACHTISCH: APFEL- ODER QUITTENKOMPOTT MIT ZIEGEN- ODER SCHAFMILCHJOGHURT

(als Alternative zu Joghurt aus Kuhmilch), oder ein selbst erdachtes, cremiges Dessert aus laktosefreier Milch. Ein Nachtisch ist aber kein Muss.

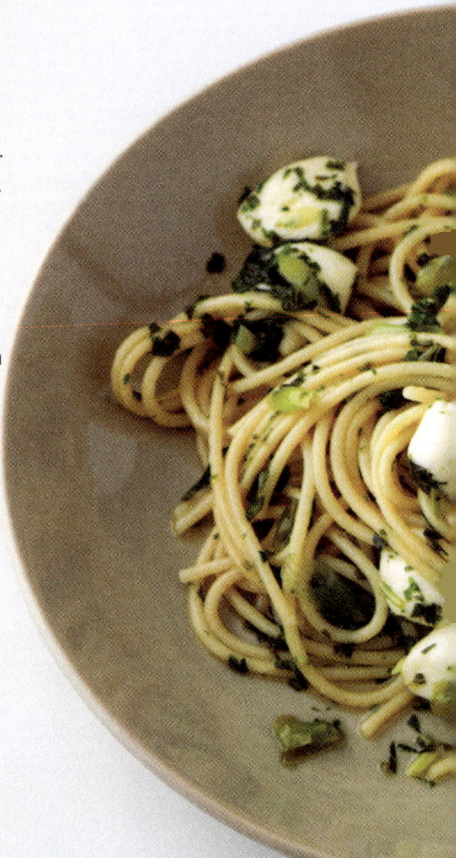

UND NACH DEM ESSEN EIN MITTAGSSCHLAF

Ein Nickerchen ist gut für Gesundheit und Wohlbefinden. Sie sollten sich aber nicht sofort nach dem Essen hinlegen, sondern noch ein Weilchen warten.

Abendessen

Ein typisches Abendmenü:

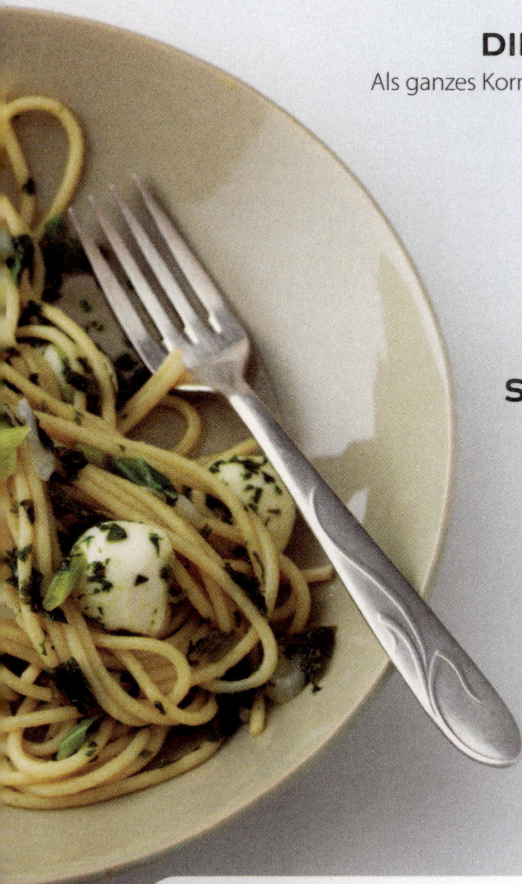

ALS HAUPTGERICHT:
DINKEL SOLLTE DABEI SEIN
Als ganzes Korn, Perldinkel (wie Reis), in Pfannkuchen oder Bratlingen

plus

GEGARTES GEMÜSE
(als Suppe oder Tarte);

plus

SALAT NACH HILDEGARD
(siehe gegenüberliegende Seite)

ALS NACHTISCH:
WÄHLEN SIE AUS DEN NACHTISCHEN UNTER „MITTAGESSEN"

BETTZEIT

Für die Erhaltung der Gesundheit müssen Sie die Zeit, die Sie wach verbringen (langes Aufbleiben vermeiden!) und die Zeit, in der Sie schlafen (langes Liegenbleiben am Morgen vermeiden!) ins Gleichgewicht bringen. Nehmen Sie sich vor dem Schlafengehen Zeit, über Ihren Tag zu meditieren. Versuchen Sie, sich mit Wut und Ärger auseinanderzusetzen, bevor Sie ins Bett gehen, sonst könnten diese Gefühle Sie wachhalten oder Ihnen schlechte Träume bescheren.

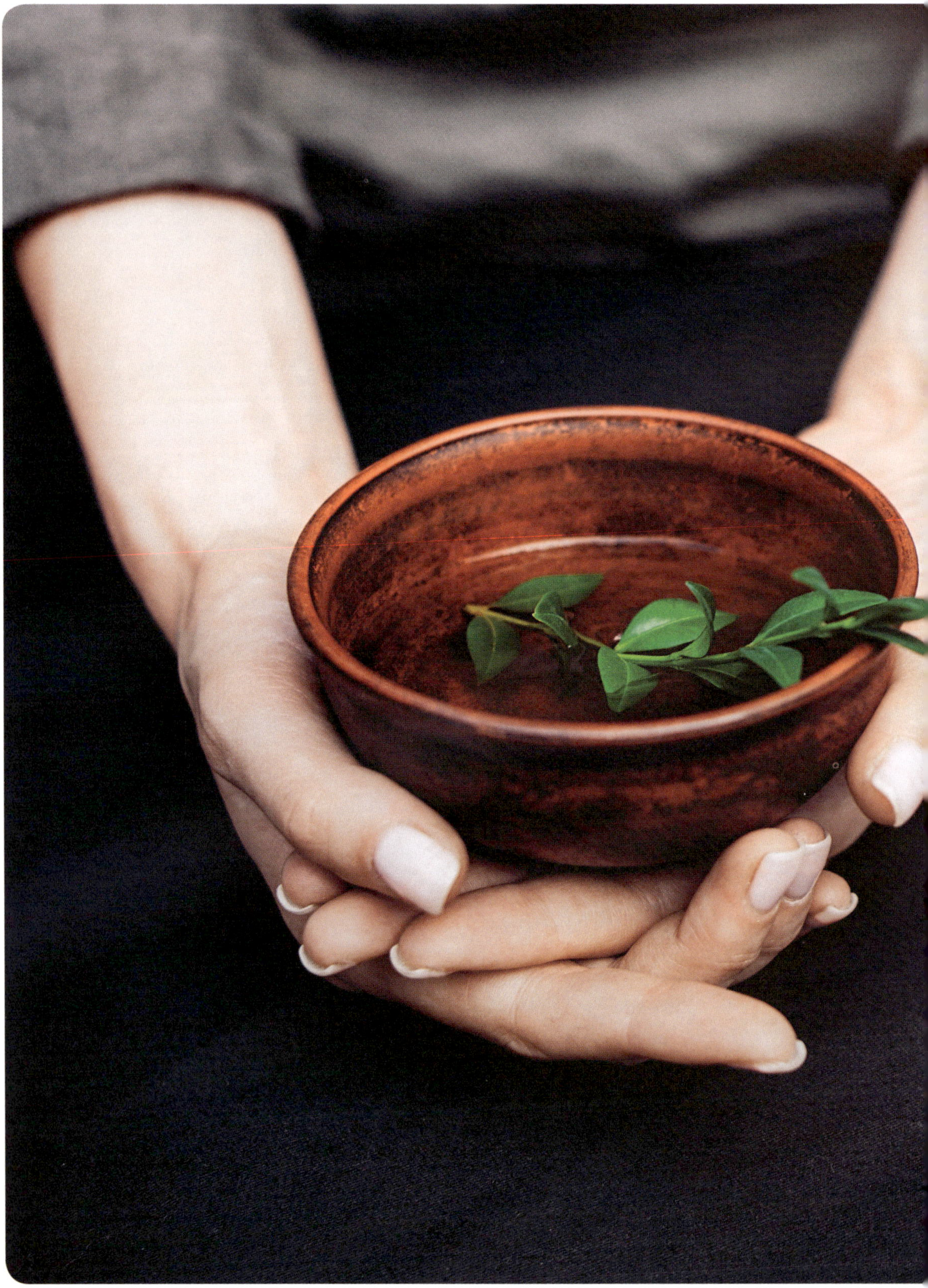

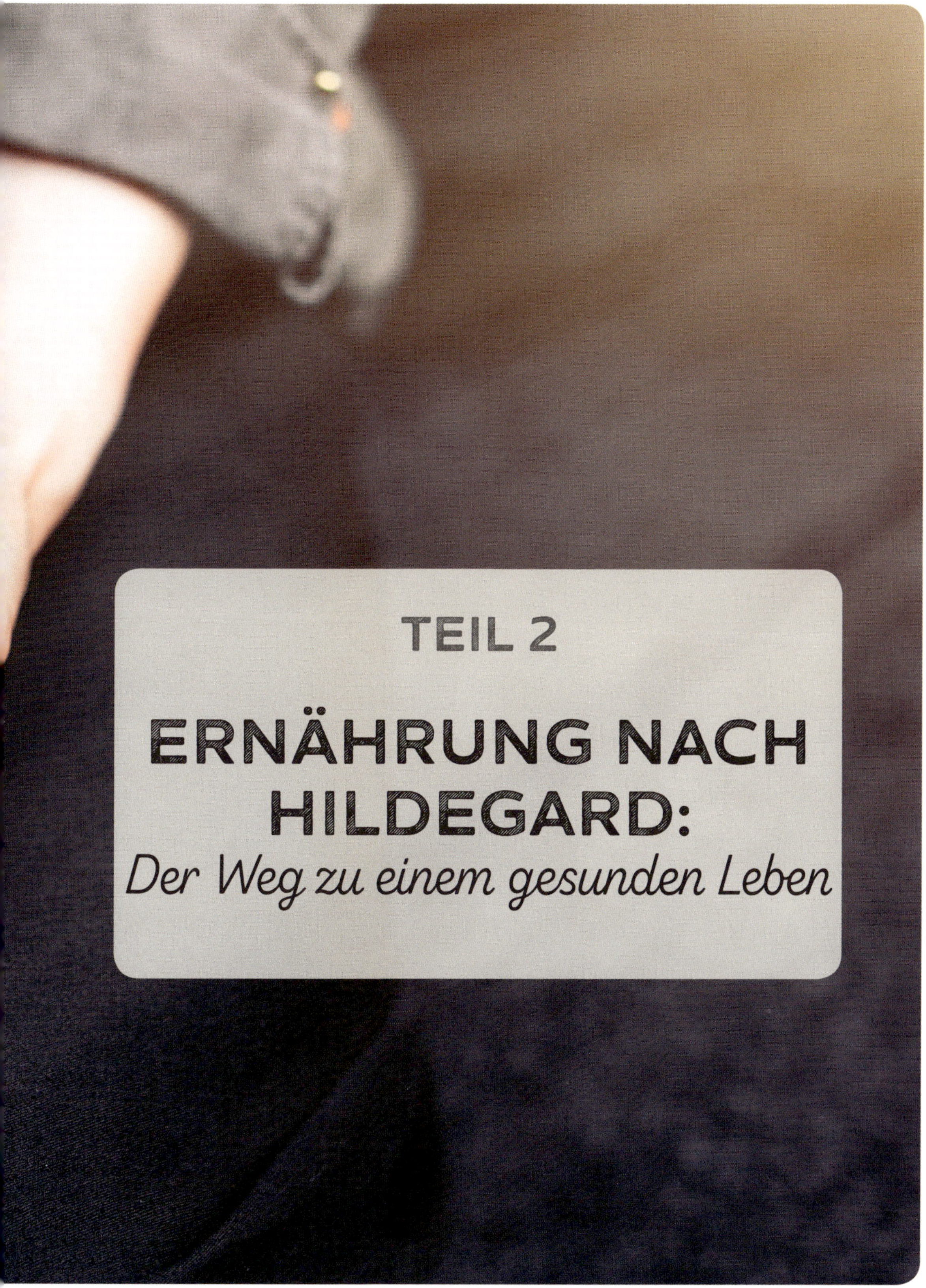

TEIL 2

ERNÄHRUNG NACH HILDEGARD:

Der Weg zu einem gesunden Leben

Die Grundlagen der Ernährung nach Hildegard

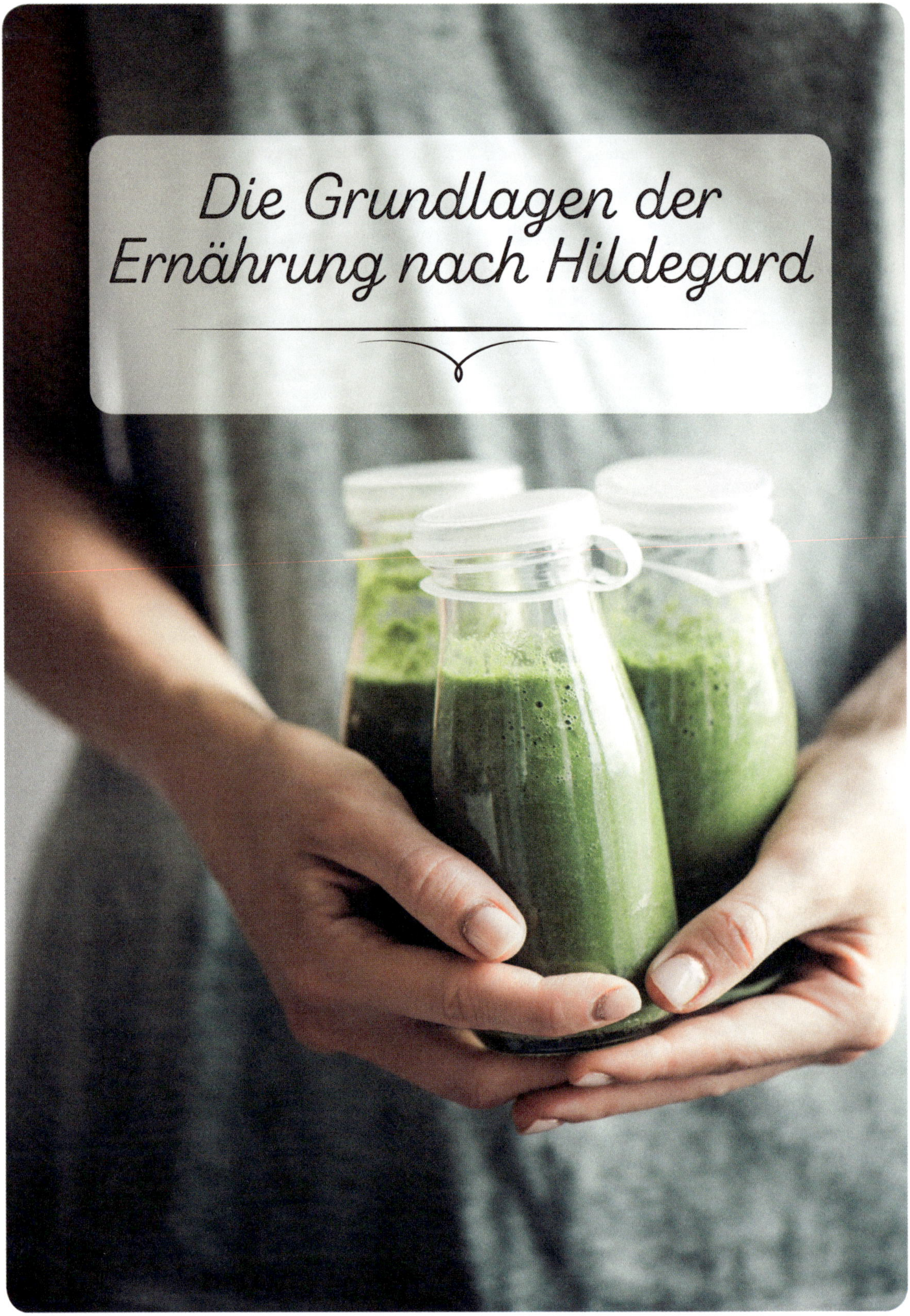

EINE NATÜRLICHE ERNÄHRUNG

Die Ernährung nach Hildegard konzentriert sich auf natürliche, unverarbeitete Lebensmittel, weshalb sie auch heute noch als gute Richtschnur dienen kann.

Kein Zweifel: Würde Hildegard heute leben, würde sie uns sehr davon abraten, verarbeitete Produkte wie z.B. raffinierte Nahrungsmittel (Weißmehl, weißen Reis, Industriezucker, Süßstoffe, Diät-/Light-Produkte, gesüßte Getränke und Palmöl) zu uns zu nehmen. Die Liste der bei Hildegard erwähnten Lebensmittel ist nicht vollständig, da man zu ihren Lebzeiten u.a. weder Tomaten noch Kartoffeln noch Kaffee kannte – diese schafften es erst viel später auf den europäischen Speiseplan. Doch Hildegards Nachfolger ließen sich von ihrem Ansatz inspirieren und aktualisierten ihre Liste. Viele Lebensmittel kommen bei Hildegard nicht vor; das heißt aber nicht, dass Sie sie nicht essen dürfen. Denken Sie einfach immer an ein Grundprinzip Hildegards: Mäßigung und Ausgewogenheit sind das Wichtigste!

EINE GUTE BALANCE ZWISCHEN SÄURE- UND BASENBILDENDEN LEBENSMITTELN

Ein Zuviel an Säure im Körper ist eine der Hauptursachen für Krankheiten, da es Entzündungen hervorruft, aus denen wiederum viele Beschwerden entstehen. Heute wissen wir, dass die meisten Lebensmittel, die wir laut Hildegard so oft wie möglich essen sollten, tatsächlich basenbildende Lebensmittel sind.

Das heißt nicht, dass wir säurebildende Produkte komplett vermeiden müssen, sondern dass wir versuchen, eine gesunde Balance zu halten: 20 bis 30 Prozent säure- und 70 bis 80 Prozent basenbildende Lebensmittel. Ganz praktisch heißt das, dass Sie säurebildendes Essen (besonders Fleisch, falls Sie es überhaupt essen) immer mit Gemüse kombinieren und, wenn möglich, zu allen Mahlzeiten Dinkel und/oder Vollkornprodukte zu sich nehmen sollten.

HIER EINIGE SÄURE- UND BASENBILDENDE LEBENSMITTEL:

Säurebildende Lebensmittel (einschränken): Weißbrot, helles Getreide, Linsen, Käse (besonders Hartkäse wie Parmesan), Sardinen, Fleisch (Huhn, Pute, Rind), Eier, Erdnüsse, Pistazien
Basenbildende Lebensmittel (bevorzugen): Dinkel, Vollkorn, die meisten Gemüsesorten (besonders Fenchel), einige Früchte und Nüsse – besonders Quitten, Trauben, Bananen, Zitrusfrüchte wie Orangen und Zitronen, Äpfel, Kiwis, Kastanien, Mandeln – und Gewürze.

NOCH EIN HINWEIS

Ein Überschuss an Säure wird nicht nur durch falsches Essen hervorgerufen – Stress und zu wenig Bewegung tragen ebenso dazu bei. Daher ist es wichtig, zu lernen, wie Sie sich entspannen können, und sich jeden Tag genügend zu bewegen.

ANZEICHEN FÜR ZU VIEL SÄURE IM KÖRPER

Ein Säureüberschuss kann zahlreiche Probleme hervorrufen, darunter Rheuma, Arthritis, Arthrose, Osteoporose, Gicht, Säurereflux, Sodbrennen, häufige Infektionen der Atemwege (Erkältungen, Nasennebenhöhlenentzündungen, Ohrenentzündungen, Bronchitis), Kopfschmerzen, Migräne, Muskelkrämpfe, Müdigkeit, Kälteempfindlichkeit, Unruhe, Reizbarkeit und Depressionen.

EINE GUTE BALANCE ZWISCHEN HEISSEN UND KALTEN LEBENSMITTELN

Hildegard unterschied zwischen „heißen" und „kalten" Lebensmitteln (diese Unterscheidung gibt es auch in der chinesischen Ernährung). Es gibt auch Lebensmittel, die sie „warm" nennt, definitionsgemäß also weder heiß noch kalt.

Laut Hildegard sollten wir „heißes" Essen bevorzugen, das bei einem gesunden Menschen zwei Drittel der Ernährung ausmachen sollte, „kaltes" Essen das restliche Drittel. Kranke Menschen sollten kaltes Essen ganz meiden und nur Heißes zu sich nehmen.

Heiße Lebensmittel erwärmen den Körper und bringen den Kreislauf in Schwung, was Energie freisetzt. Dazu gehören u.a. Dinkel, Hafer, Kichererbsen, Fenchel, Kastanien und Galgant – nach Hildegard die gesündesten Lebensmittel.

Dagegen senken **kalte Lebensmittel** die Körpertemperatur. Sie kühlen Körper und Blut ab, verlangsamen den Kreislauf und verringern die Energie. Dazu gehören u.a. grüne Bohnen, gekochter Spinat, Gurken, Lachs, Haselnüsse, Basilikum und Schnittlauch.

GESUNDE LEBENSMITTEL

Hildegard hob diese Lebensmittel, die die Grundlage ihrer Ernährungslehre bilden, in ihren Schriften besonders hervor: Dinkel, Hafer, Kichererbsen, Trockenbohnen, Fenchel, Kastanien sowie Gewürzpflanzen wie Galgant und Ysop. Deren Wirkungen und Einsatzmöglichkeiten finden Sie auf S. 28–43.

EINE INDIVIDUELLE ERNÄHRUNG

Nicht alle Lebensmittel werden von allen vertragen. Zwar kommen Lebensmittelunverträglichkeiten und Allergien bei Hildegard noch nicht vor, doch empfiehlt sie den Menschen je nach Gesundheitszustand durchaus unterschiedliche Lebensmittel: Manche werden von Gesunden gut vertragen, von Kranken aber nicht; andere sollten Sie vermeiden, wenn Sie gerade Gewicht verlieren möchten.

DIE BEDEUTUNG DES GARENS

Für Hildegard war das Garen von Lebensmitteln besonders wichtig. Nur Fenchel, so schreibt sie, könne gekocht oder roh verzehrt werden; alle anderen Lebensmittel sollten stets gegart werden, da sie so besser verdaulich seien. Sie empfiehlt Dampfgaren – oder das „kalte Kochen" mit Essig. So sollten Salate schon eine halbe Stunde vor dem Verzehr mit einer Vinaigrette aus Pflanzenöl, Weinessig, Dill, Knoblauch, Salz und weißem Pfeffer angemacht werden. Auch Obst sollte nach Hildegard gedämpft oder anderweitig gegart werden.

Ausnahmen sind Knoblauch und Petersilie, die man laut Hildegard immer roh essen sollte.

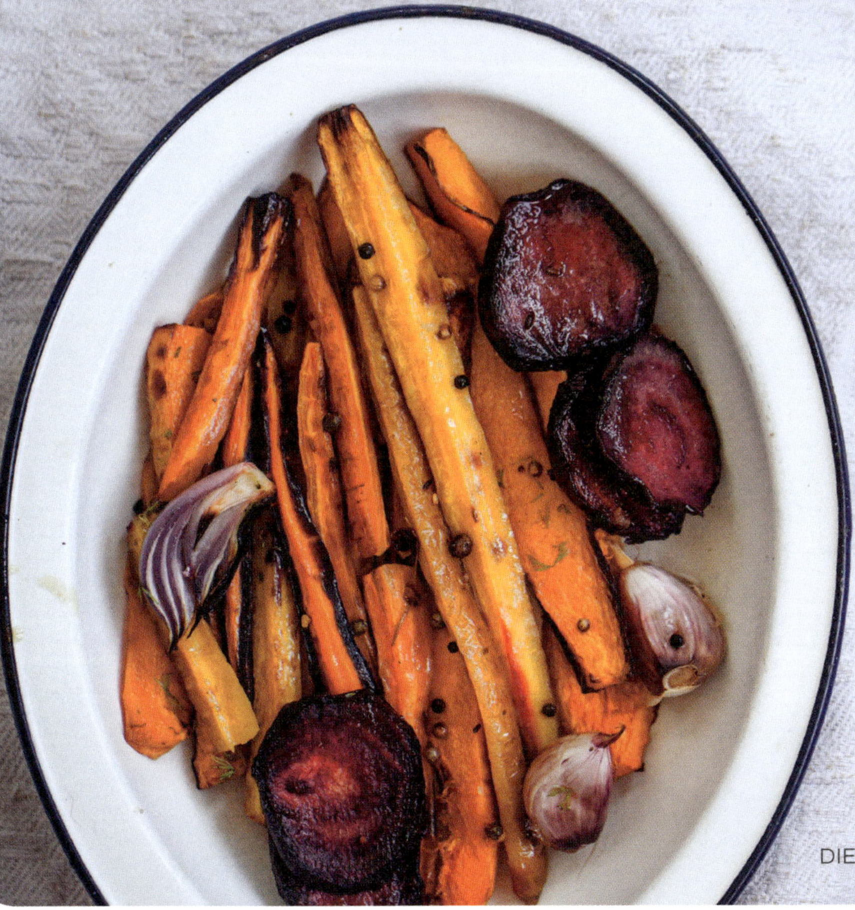

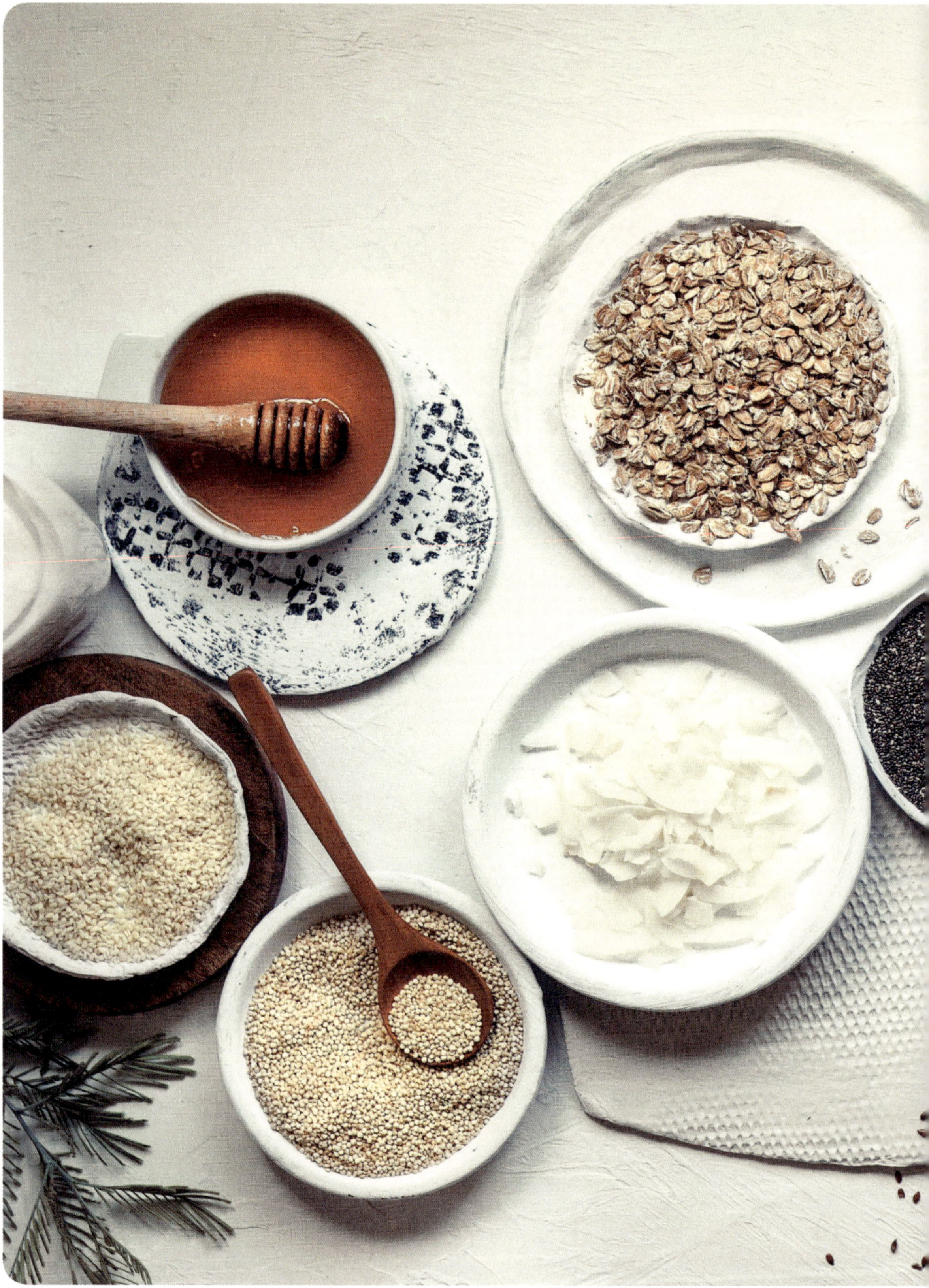

Die Top Ten der Hildegard-Lebensmittel

Die Ernährung nach Hildegard basiert auf mehreren ganz bestimmten Lebensmitteln. Auf diesem Gebiet (wie auch auf anderen) war sie definitiv eine Visionärin: Dank des wissenschaftlichen Fortschritts wissen wir heute, dass einige ihrer Lieblingslebensmittel tatsächlich sehr gesundheitsfördernd sind.

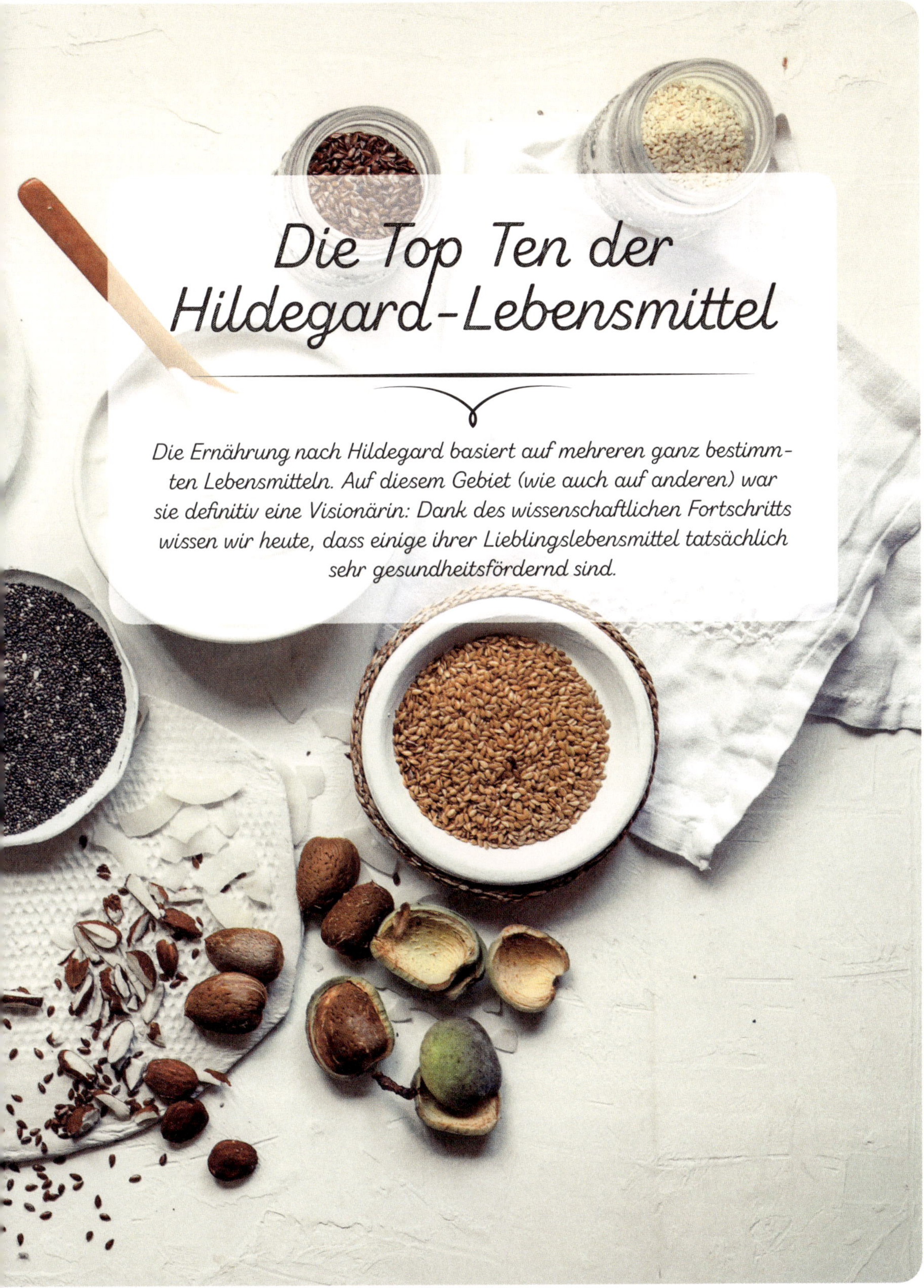

Hildegards Superstar!

1. DINKEL

Dinkel ist das Hauptnahrungsmittel der Ernährung nach Hildegard: Es findet in fast jeder Mahlzeit und sogar beim Hildegard-Fasten Verwendung. Dinkel ist eine sehr alte Variante des Weizens, die im Mittelalter vielerorts angebaut wurde, dann aber wegen zu geringer Erträge in den Hintergrund rückte.

Wighard Strehlow erklärt: „Dinkel enthält alle basischen Mittel zum Leben, die der menschliche Körper zur Gesunderhaltung benötigt: biologisch hochwertige Eiweiße, komplexe Kohlenhydrate, lebensnotwendige Mineralien, schützende Vitamine und Spurenelemente. Im Dinkel befinden sich darüber hinaus vitale gesundheitsfördernde und krankheitsverhütende Inhaltsstoffe wie Rhodanid. Außerdem enthält der Dinkel Viridine (Grünstoffe), die bisher noch nicht isoliert wurden, sowie Assimilationsfaktoren", die ihm magen- und darmfreundliche Eigenschaften verleihen. Beachten Sie aber, dass es die Sorte Dinkel, von der hier gesprochen wird – *Triticum spelta* – in seiner natürlichsten Form in Ihrem Reformhaus oder Bioladen vielleicht nicht gibt. Es sollte auf jeden Fall *Triticum spelta* aus Bioanbau sein!

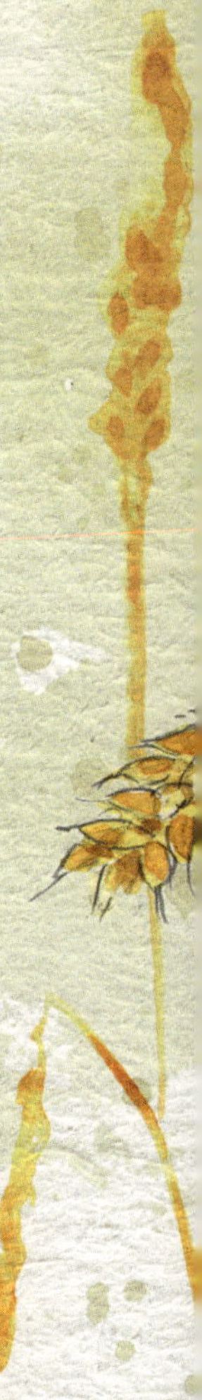

GESUNDHEITSFÖRDERNDE EIGENSCHAFTEN DES DINKELS:

- Er enthält mehr Mineralstoffe als moderner Weizen, besonders Magnesium, Eisen, Zink und Phosphor.
- Er ist eine erstklassige Vitaminquelle, besonders für A-, B- (auch B_{12}) und E-Vitamine.
- Er hat einen sehr hohen Eiweißgehalt – durchschnittlich 17 Prozent gegenüber 12 Prozent in „normalem" Weizen. Er enthält die acht essenziellen Aminosäuren (Bausteine von Proteinen).
- Er ist leicht verdaulich. Anders, als manchmal zu lesen ist, sollte er jedoch nicht von Menschen mit Gluten-Unverträglichkeit gegessen werden, da er etwas Gluten enthält.

DINKEL GIBT ES IN VIELERLEI FORMEN:

- **Dinkelmehl** ist beim Brot- und Kuchenbacken eine gute Alternative zum Weizenmehl. Es gibt verschiedene Sorten, darunter helles und Vollkorndinkelmehl.
- **Ganze Körner** (mit Kleie) finden in Salaten, warmen Gerichten und Suppen Verwendung.
- **Dinkelflocken** eigenen sich für Pfannkuchen, Porridge oder als Suppenzutat.
- **Perldinkel** („Dinkelreis") wird aus entspelzten, geschliffenen Dinkelkörnern hergestellt. Er wird wie gewöhnlicher Reis gekocht (etwa 20–25 Minuten) und zubereitet.
- **Dinkelnudeln** aus Dinkelmehl sind eine sehr gute Alternative zu Nudeln aus Weizen. Sie schmecken und sind gut verdaulich.
- **Geröstete Dinkelkörner** brauchen Sie für Dinkelkaffee (siehe S. 30). Dieses leicht verdauliche Getränk hilft gegen Stress und ist reich an Kohlenhydraten, Eiweiß, Phosphor und Calcium. Der perfekte Start in den Tag – natürlich ohne Koffein!
- **Dinkelmilch und -sahne** sind gute Alternativen zu Kuhmilch und -sahne.

Reich an Mineralstoffen wie Magnesium, Eisen und Zink.

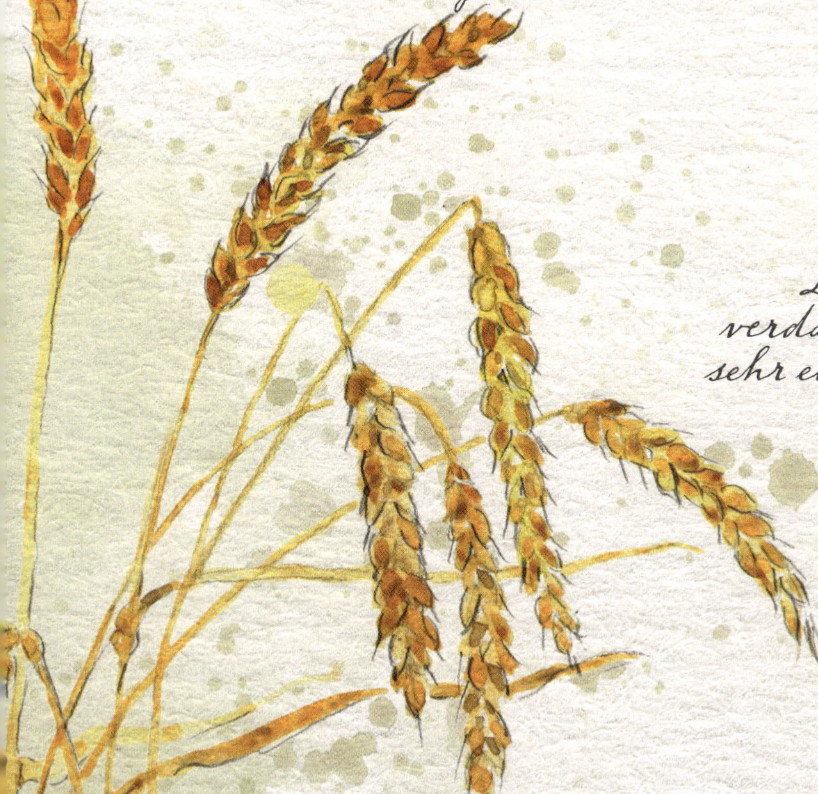

Leicht verdaulich und sehr eiweißreich.

DINKEL KOCHEN, SCHRITT FÜR SCHRITT

So geht's: Die Dinkelkörner mindestens 12 Stunden in kaltem Wasser (etwa das Doppelte ihres Volumens) einweichen. Das schwemmt die Phytinsäure aus. Am nächsten Tag mit einem Löffel den Schaum, der sich an der Oberfläche gebildet hat, abnehmen. Das Einweichwasser weggießen. Die Körner mehrere Male mit sauberem Wasser gründlich durchspülen. Salzwasser in einem Topf zum Kochen bringen (etwa eineinhalb Mal so viel wie die abgetropften Körner). Die Körner und eine Prise Hildegard-Kräuter und -Gewürze hineingeben (Galgant, Sand-Thymian, Ysop, Mutterkraut). Den Deckel auflegen und das Ganze auf niedriger Stufe etwa 15–45 Minuten köcheln lassen. (Die Kochzeit variiert je nach Dinkelsorte; beachten Sie die Packungsanweisung.) Die Körner sollten nun beginnen, aufzubrechen. Den Topf vom Herd nehmen und die Körner noch 15 Minuten im Topf quellen lassen, bis sie das restliche Wasser aufgenommen haben und schön weich sind.

HAUSGEMACHTER DINKELKAFFEE, SCHRITT FÜR SCHRITT

Dinkelkaffee wird aus gerösteten Dinkelkörnern gemacht, die Sie kaufen oder selbst rösten können: entweder ohne Fett in einer Pfanne, bis sie gleichmäßig braun sind (mehrmals wenden, dauert etwa 20 Minuten), oder auf einem Backblech im auf 230 °C vorgeheizten Ofen (dauert etwa eine Stunde). Öfters nachschauen, damit die Körner nicht verbrennen! Für beide Methoden gilt: Je länger die Körner geröstet werden, desto dunkler und stärker wird der Kaffee.

SO GEHT'S 500 Milliliter Wasser und 3 Esslöffel geröstete Dinkelkörner in einen Topf geben. Zum Kochen bringen, 20 Minuten kochen lassen. Durch einen Filter gießen (die Körner nicht wegwerfen) und trinken. Die Körner im Kühlschrank aufbewahren: Je nach Geschmack können Sie sie vier- bis fünf Mal wiederverwenden. Dafür einfach 4–5 Minuten in heißem Wasser ziehen lassen. Der Kaffee schmeckt dann milder als beim ersten Aufguss.

TIPP Sie können auch Instant-Dinkelkaffee kaufen (manchmal steht sogar „Hildegard" drauf). Dieser wird wie normaler Instantkaffee zubereitet: 1 Teelöffel Pulver in die Tasse geben, heißes Wasser aufgießen, umrühren, fertig!

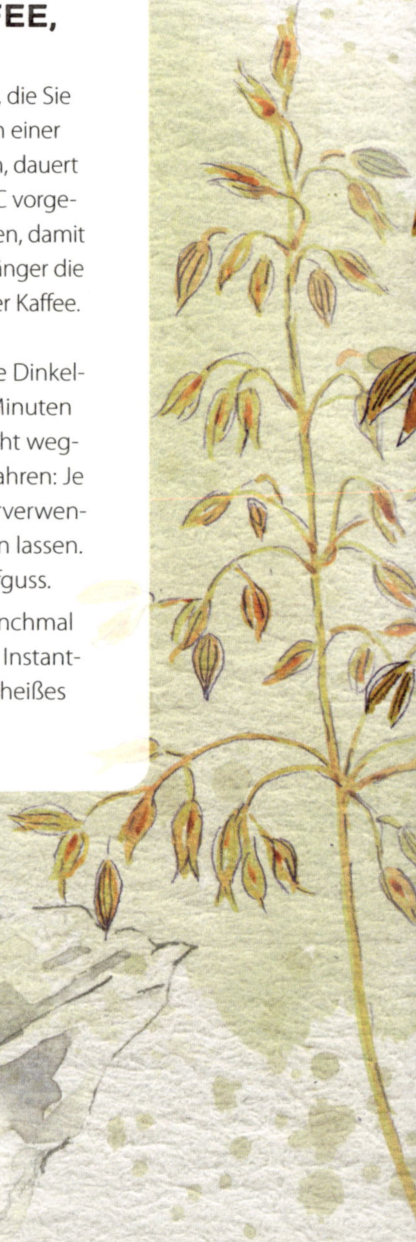

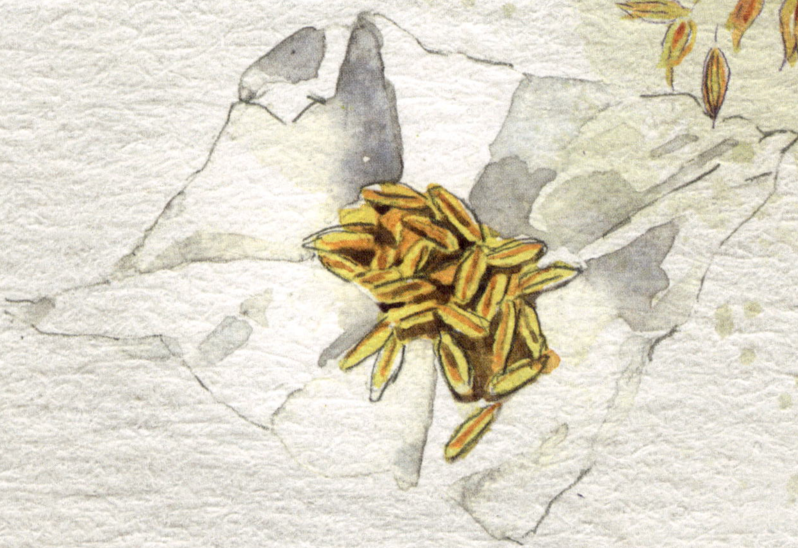

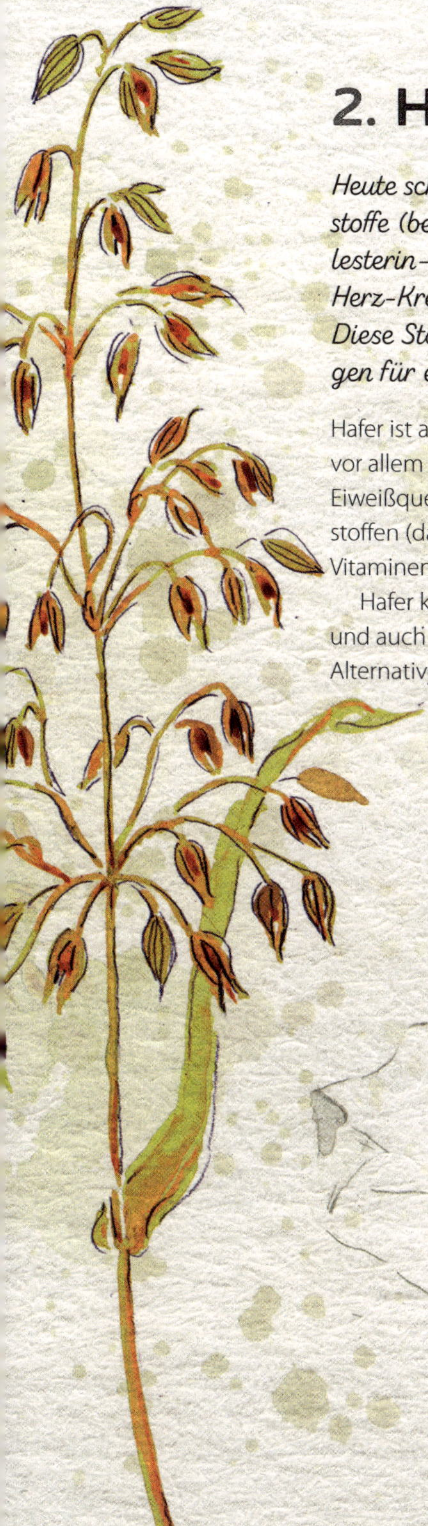

2. HAFER

Heute schätzt man Hafer vor allem für seine löslichen Ballaststoffe (besonders Beta-Glucan), die dazu beitragen, den Cholesterin- und Insulinspiegel im Blut zu regulieren und so vor Herz-Kreislauf-Erkrankungen und Typ-2-Diabetes schützen. Diese Stoffe haben außerdem einen sättigenden Effekt und sorgen für einen reibungslosen Ablauf des Verdauungsprozesses.

Hafer ist außerdem sehr nahrhaft. Das fettreichste aller Getreide enthält vor allem ungesättigte („gute") Fettsäuren und ist auch eine gute Eiweißquelle. Hinzu kommt noch eine hohe Konzentration an Mineralstoffen (darunter Phosphor, Mangan, Magnesium, Eisen und Selen) und Vitaminen, besonders B-Vitaminen.

Hafer können Sie in Form von Haferflocken (perfekt für Porridge) und auch als Mehl zu sich nehmen; Hafermilch und -sahne sind gute Alternativen zu Produkten aus Kuhmilch.

Reich an gesunden Nährstoffen.

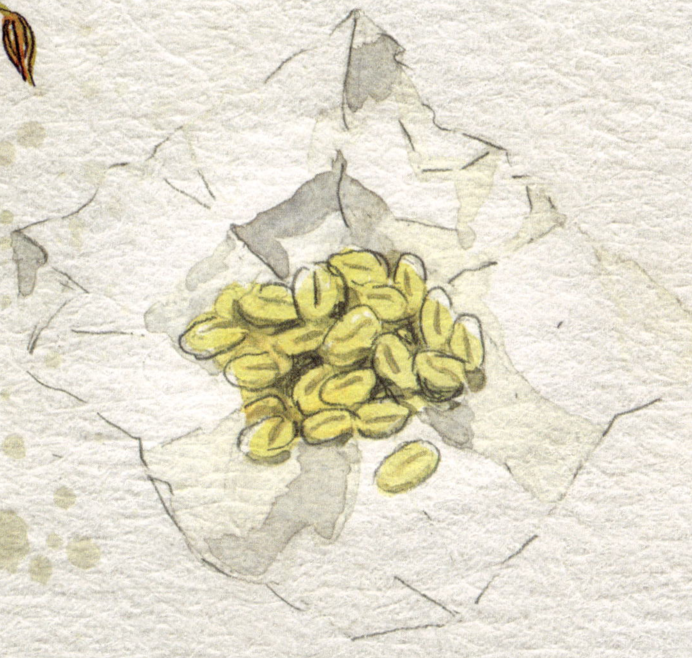

3. KICHERERBSEN

Für einen gesunden Darm.

Weil sie so viele Mineralstoffe und Spurenelemente enthalten (Mangan, Kupfer, Phosphor, Eisen, Zink), sind Kichererbsen ein basenbildendes Nahrungsmittel.

Die erbsenähnlichen Samen sind reich an pflanzlichem Eiweiß und enthalten die acht essenziellen Aminosäuren – so bezeichnet, weil sie nicht vom Körper selbst erzeugt werden können. Kichererbsen sind ein sehr guter Ballaststofflieferant, wodurch sie die Gewichtskontrolle erleichtern und das Risiko für Diabetes und Herz-Kreislauf-Erkrankungen verringern.

Kichererbsen liefern zudem viele B-Vitamine, vor allem B_9 (Folsäure), und Tryptophan, eine Vorstufe des stimmungsaufhellenden Hormons Serotonin, das gegen Ängste und Depressionen hilft.

Greifen Sie lieber zu getrockneten Kichererbsen statt Dosenware, und setzen Sie sie vielseitig ein, z. B. in Salaten, Gemüseeintöpfen oder als Hummus.

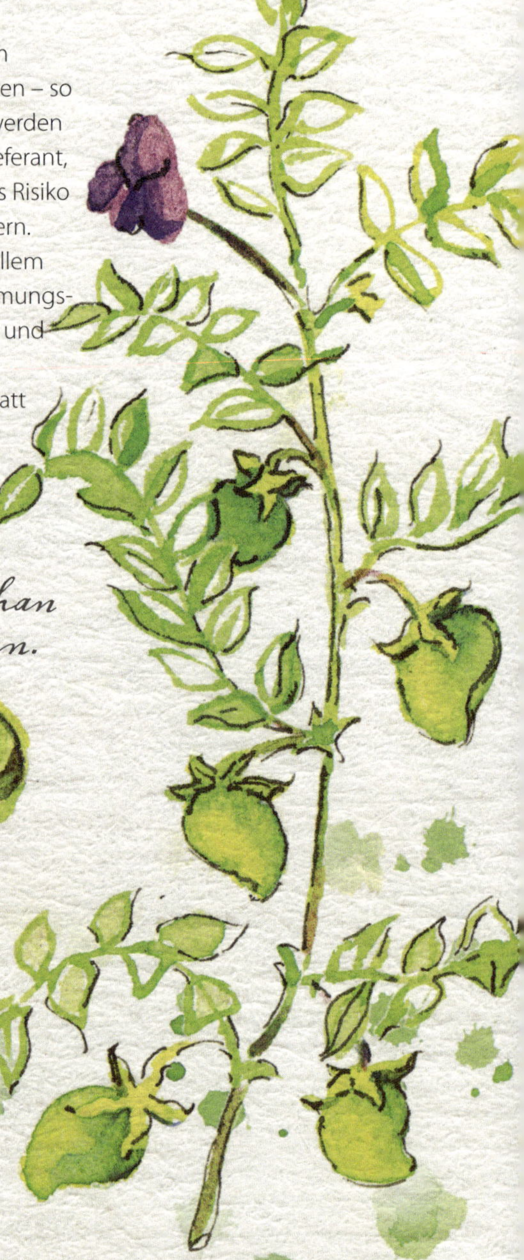

Das enthaltene Tryptophan hilft gegen Depressionen.

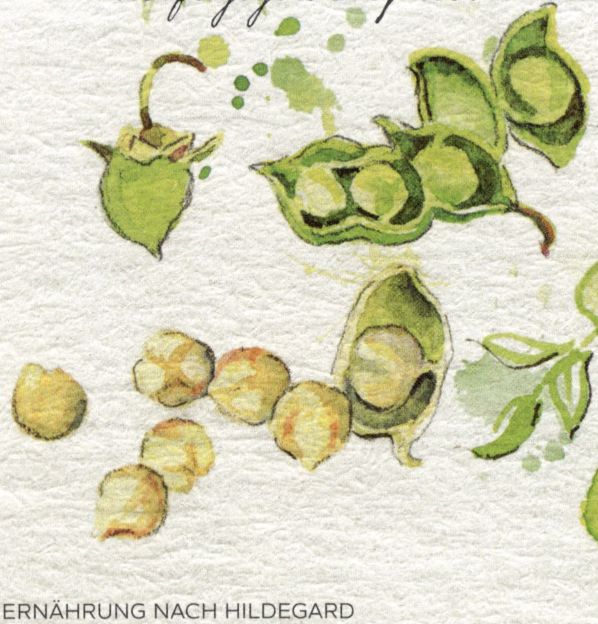

4. TROCKENBOHNEN

Hildegard empfahl, vier- oder fünf Mal die Woche Bohnen zu essen. Für mehr Abwechslung probieren Sie verschiedene Sorten aus, z.B. Flageolets, weiße Bohnen, Kidneybohnen und Dicke Bohnen, und wechseln mit Kichererbsen ab.

Trockenbohnen enthalten viel Eiweiß, Kohlenhydrate und Ballaststoffe sowie resistente Stärke und Oligosaccharide. Die Stärke sorgt für eine gesunde Darmflora, weil sie das Wachstum guter Darmbakterien anregt, die für ein funktionierendes Immunsystem wichtig sind. Oligosaccharide gären im Darm und regen so ebenfalls das Wachstum guter Bakterien im Dickdarm an.

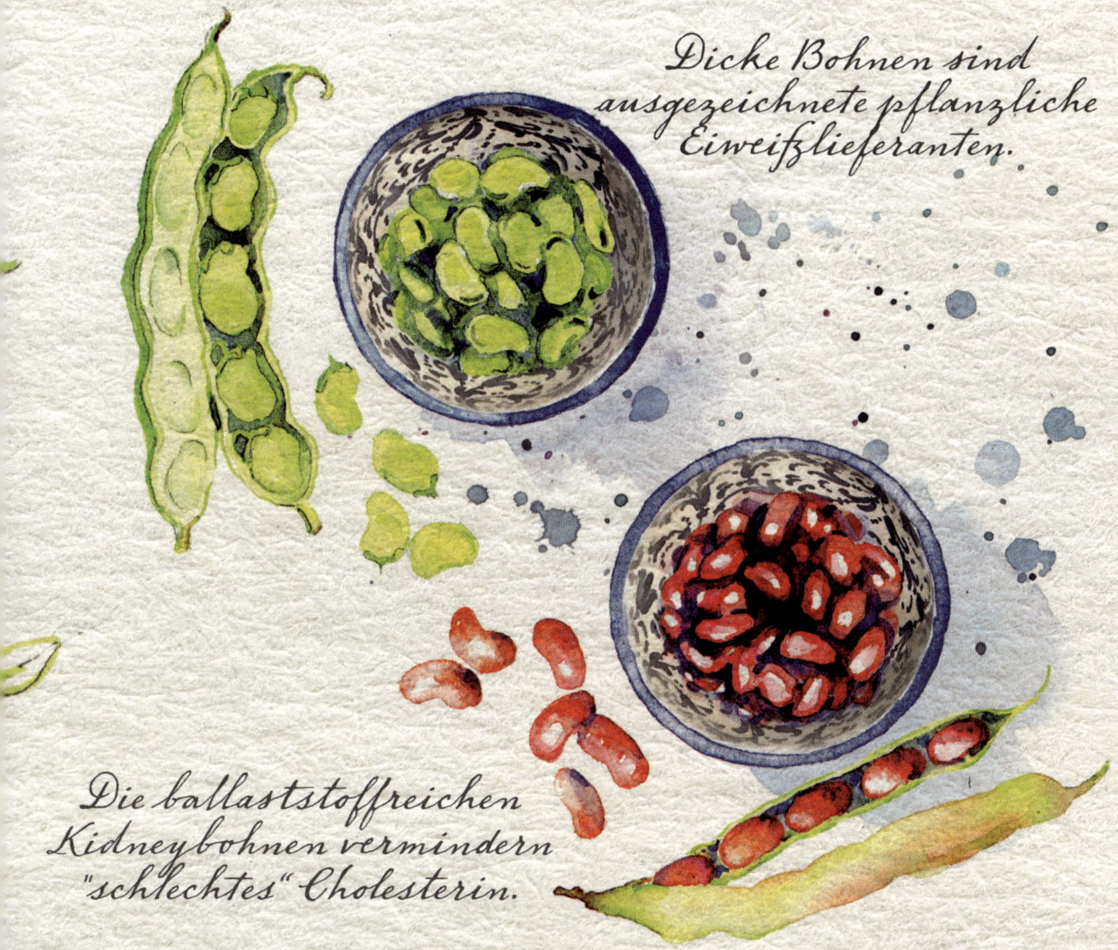
Dicke Bohnen sind ausgezeichnete pflanzliche Eiweißlieferanten.
Die ballaststoffreichen Kidneybohnen vermindern "schlechtes" Cholesterin.

5. ESSKASTANIEN

Die Esskastanie (Marone) ist die Frucht der Edelkastanie (Castanea sativa), nicht zu verwechseln mit der Rosskastanie (Aesculus hippocastanum). Hildegard entdeckte in Kastanien viele gesundheitsfördernde Eigenschaften und kombinierte sie in ihren Rezepten oft mit Dinkel, einer weiteren Lieblingszutat.

Esskastanien enthalten zwar viel weniger Fette als andere Nüsse wie Mandeln, Haselnüsse und Walnüsse, dafür aber bis zu doppelt so viele Kohlenhydrate, die hauptsächlich aus resistenter Stärke bestehen – gut für die Darmgesundheit.

Esskastanien liefern viele Mineralstoffe, besonders Mangan, das für die Bekämpfung Freier Radikaler (Moleküle, die Körperzellen schädigen) wichtig ist, und Kupfer, der für die Bildung von Hämoglobin und Kollagen benötigt wird. Sie enthalten auch B-Vitamine.

Esskastanien haben im Herbst Saison. Wählen Sie pralle und schwere Früchte mit glänzender Schale. Sie können sie ungeschält kochen (45 Minuten) oder geschält (20–30 Minuten) oder die Schale einschneiden und sie in der Pfanne rösten. Außerhalb der Saison können Sie auf getrocknete Esskastanien zurückgreifen. Diese werden über Nacht gewässert und können dann wie frische Kastanien zubereitet werden. Kastanien finden in herzhaften und süßen Rezepten Verwendung, z. B. in Kastaniensuppe, Hühnchen mit Kastanien, Kastanienkuchen oder einer Kastaniencreme zum Nachtisch. Frische Esskastanien halten sich im Gemüsefach des Kühlschranks etwa eine Woche.

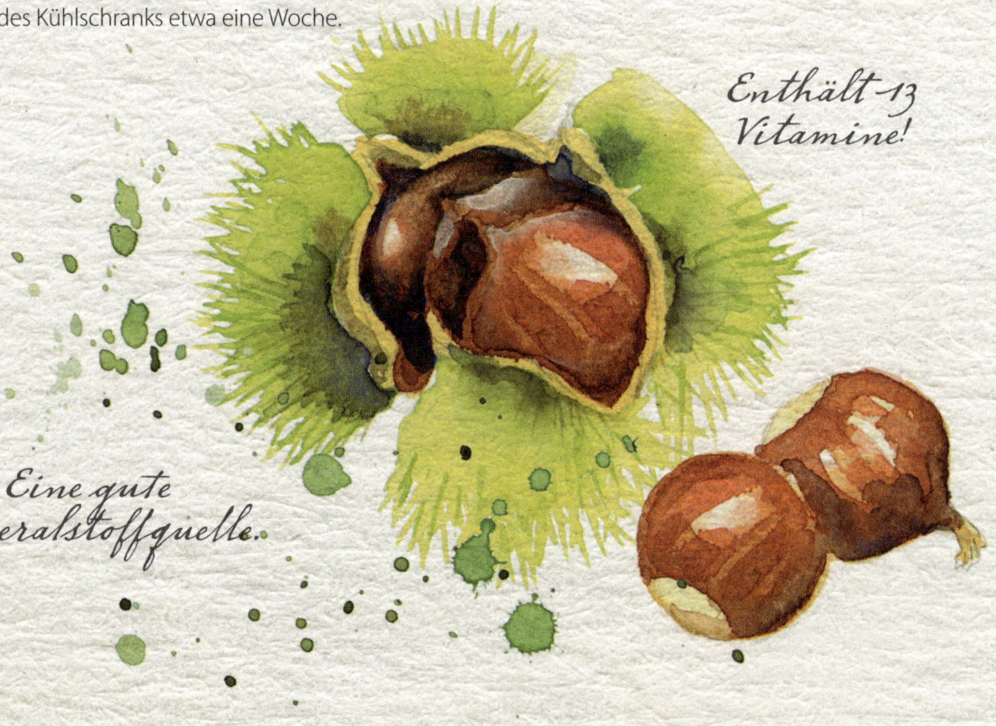

Enthält 13 Vitamine!

Eine gute Mineralstoffquelle.

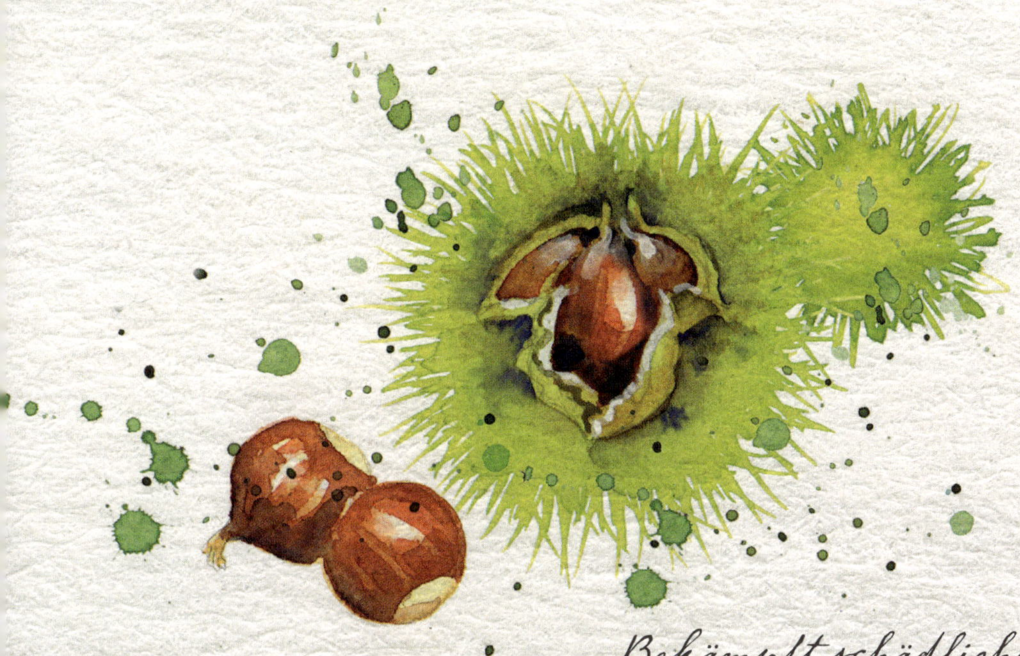

Bekämpft schädliche Freie Radikale.

AUS ESSKASTANIEN WERDEN NOCH WEITERE LECKERE PRODUKTE HERGESTELLT:

Kastanienmilch, ein von Hildegard empfohlener, pflanzlicher Drink

Kastanienflocken, aus denen Sie süße oder herzhafte Pfannkuchen machen können

Kastanienmehl, ein Mehl mit einem unverwechselbaren, süßen Geschmack. Für Menschen mit Gluten-Unverträglichkeit eine gute Alternative zu Weizenmehl. Sie können es für Suppen, Desserts und Kuchen verwenden.

TIPP Ein ausschließlich aus Kastanienmehl gebackenes Brot wird nicht aufgehen (weil es glutenfrei ist), daher sollten Sie es (wenn Sie es vertragen) mit Dinkelmehl mischen.

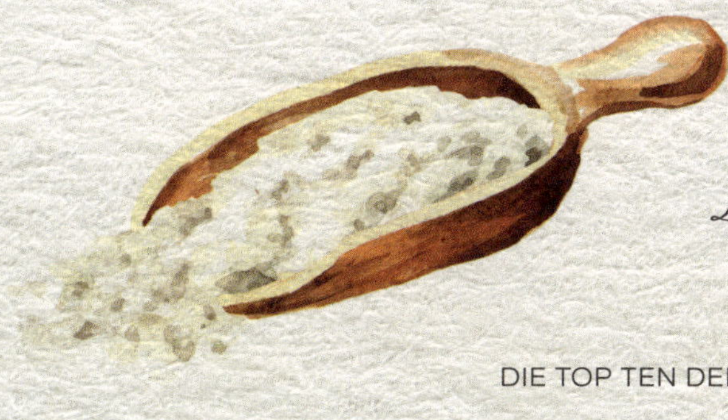

Sehr nahrhafte Kastanienkuchen und -brote.

6. FENCHEL

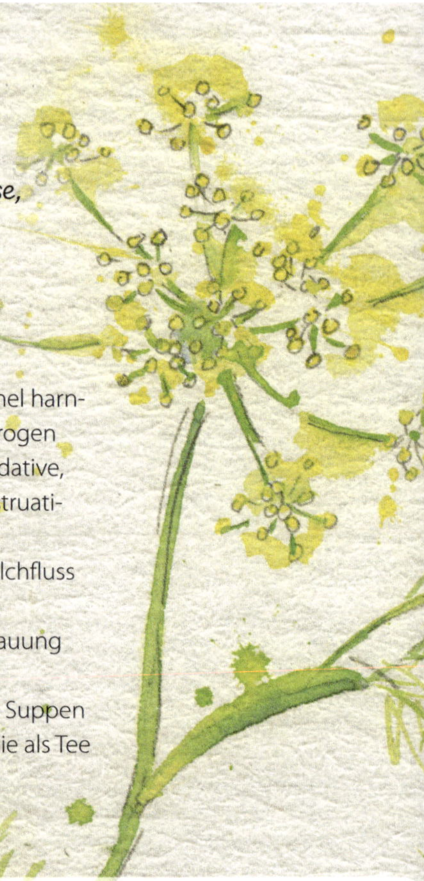

Kein Zweifel: Fenchel war Hildegards Lieblingsgemüse, ihr Allheilmittel. Er ist reich an Mineralstoffen, besonders Kalium, das blutdrucksenkend und harntreibend wirkt.

Wegen seines hohen Wasser- und Ballaststoffgehalts hat Fenchel harntreibende und entgiftende Eigenschaften. Er ist außerdem östrogen (d.h. er stimuliert die Östrogenproduktion) und enthält antioxidative, antientzündliche und krampflösende Verbindungen, die Menstruationsschmerzen lindern können.
Weiterhin wird er für stillende Mütter empfohlen, da er den Milchfluss anregt und bei den gestillten Babys Magenschmerzen lindert.

Als Teeaufguss oder Sud helfen Fenchelsamen bei der Verdauung und bekämpfen Völlegefühl, Blähungen und Appetitlosigkeit.

Fenchel können Sie roh oder gekocht essen, z. B. in Salat, in Suppen oder in einer bunten Gemüsepfanne. Fenchelsamen können Sie als Tee oder Gewürz verwenden oder auch einfach kauen.

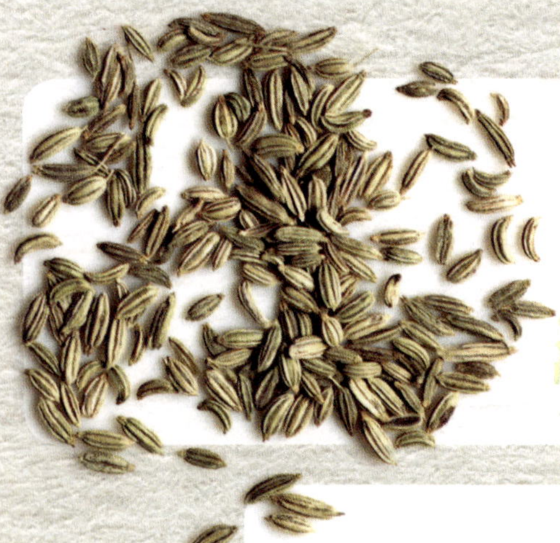

FENCHELTEE

So ein Aufguss ist die einfachste Art, von den guten Eigenschaften dieser Pflanze zu profitieren.

So geht's: 1 Esslöffel (Bio-)Fenchelsamen in 1 Liter kochendes Wasser geben. 5–10 Minuten ziehen lassen und trinken.

ACHTUNG!

- Aufgrund seiner östrogenen Eigenschaften ist Fenchel in jeder Form für Frauen mit hormonbezogenen Krebserkrankungen (Brust-, Eierstock-, Gebärmutterkrebs) nicht ratsam.
- Nehmen Sie pro Tag nicht mehr als 1½ Teelöffel Fenchelsamen zu sich.
- Kinder und schwangere Frauen sollten kein Ätherisches Fenchelöl verwenden .
- Das Ätherische Öl nicht über einen längeren Zeitraum anwenden.

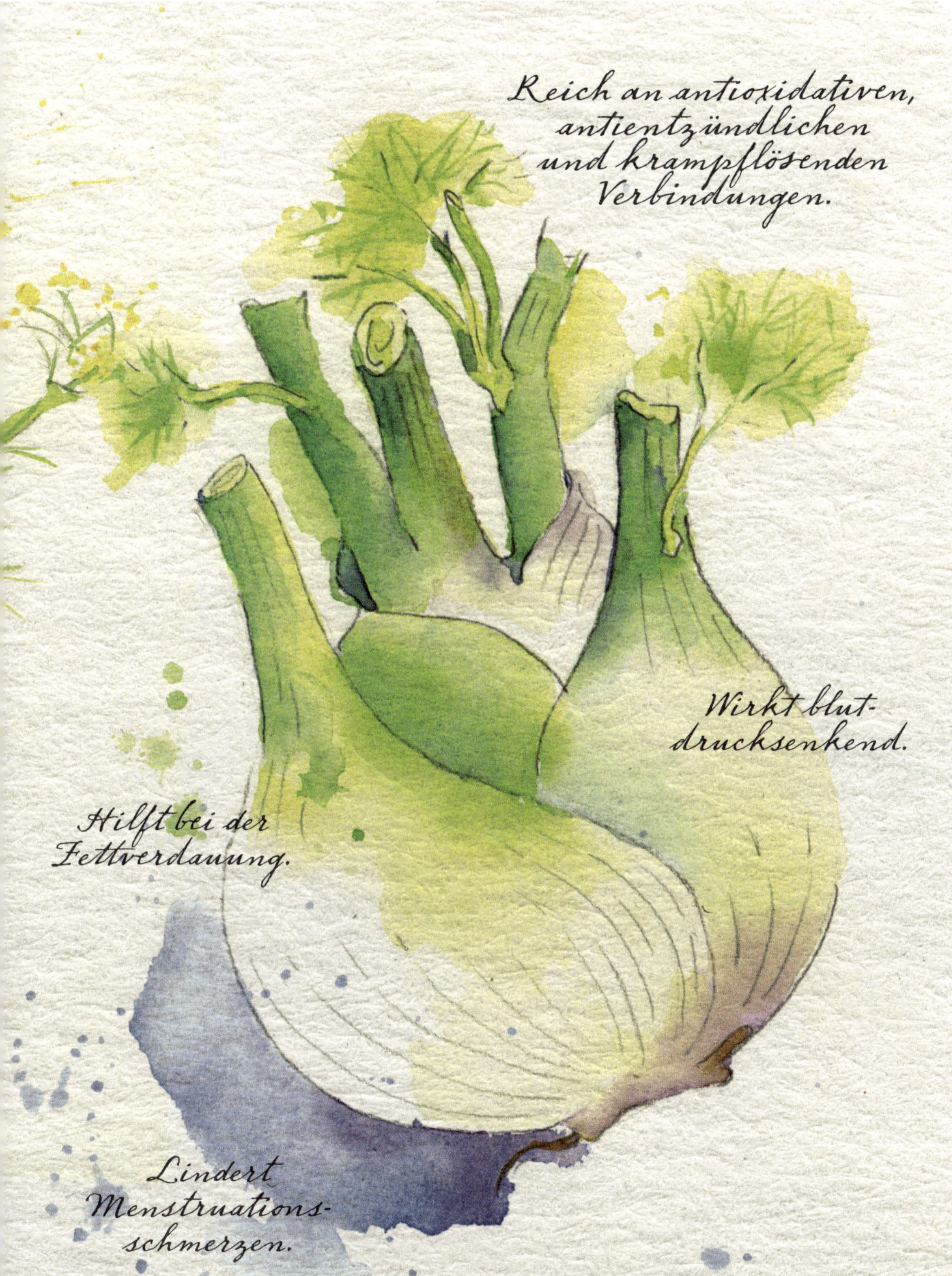
Reich an antioxidativen, antientzündlichen und krampflösenden Verbindungen.
Wirkt blutdrucksenkend.
Hilft bei der Fettverdauung.
Lindert Menstruationsschmerzen.

7. FLOHSAMEN

Hildegard empfahl den Verzehr dieser kleinen Samen und der Samenschalen, die vom Flohsamen-Wegerich (Plantago psyllium) und vom Sand-Wegerich (Plantago indica) stammen.

Die Samen, die vom Körper nicht aufgenommen werden, können das Fünf-bis Sechsfache ihres Volumens an Wasser aufnehmen. Dadurch wird das Stuhlvolumen erhöht, was den Durchlauf durch den Darm beschleunigt und so Verstopfungen bekämpft. Anders als aggressivere pflanzliche Abführmittel schädigen Flohsamen nicht die Schleimhäute.

DIE HAUPTEIGENSCHAFTEN DER FLOHSAMEN:

- **Sie beseitigen Verstopfungen,** auch chronische, ohne Abführmittel-Nebenwirkungen.
- **Sie regulieren den Cholesterinspiegel,** vor allem durch das Vermindern „schlechten" Cholesterins, und wirken sich auf den Triglycerinspiegel (Körperfett) aus.
- **Sie verringern das Risiko von Herz-Kreislauf-Problemen.**
- **Sie senken den glykämischen Index** einer Mahlzeit und regulieren den Blutzuckerspiegel, was das Diabetes-Risiko verringert.
- **Sie helfen auch bei Durchfall,** nicht nur bei Verstopfung.
- Sie sind nützliche Helfer bei einem **Reizdarmsyndrom.**
- Sie erzeugen ein Sättigungsgefühl, **was beim Abnehmen hilft.**

Die einfachste Art der Verwendung ist das Auflösen in einer Flüssigkeit – die Schalen quellen dann auf und bilden ein Gel, das Sie gleich trinken oder zu laktosefreier Milch, Suppe oder Kompott hinzugeben können. Flohsamen gibt es auch als Kapseln.

Um Völlegefühl und andere Darmprobleme zu vermeiden, sollten Sie mit 1 Teelöffel Flohsamen am Tag beginnen und die Dosis nach und nach steigern: 1 Teelöffel zweimal, dann dreimal täglich, dann 1 Esslöffel usw. Sie können täglich ohne Bedenken mehrere Esslöffel zu sich nehmen. Wichtig ist, Ihre eigene Dosis zu finden, die vom gewünschten Ergebnis abhängt. Auf jeden Fall sollten Sie daran denken, nach dem Genuss von Flohsamen immer viel Wasser zu trinken.

ACHTUNG!

Bei Darmverschluss oder noch nicht diagnostizierten Bauchschmerzen sollten Sie Flohsamen nicht zu sich nehmen. Nehmen Sie Medikamente nie gleichzeitig mit Flohsamen ein, da diese die Aufnahme im Körper verzögern. Warten Sie mindestens 30 Minuten.

Ein kleines Samenkorn mit großem Nutzen für die Gesundheit.

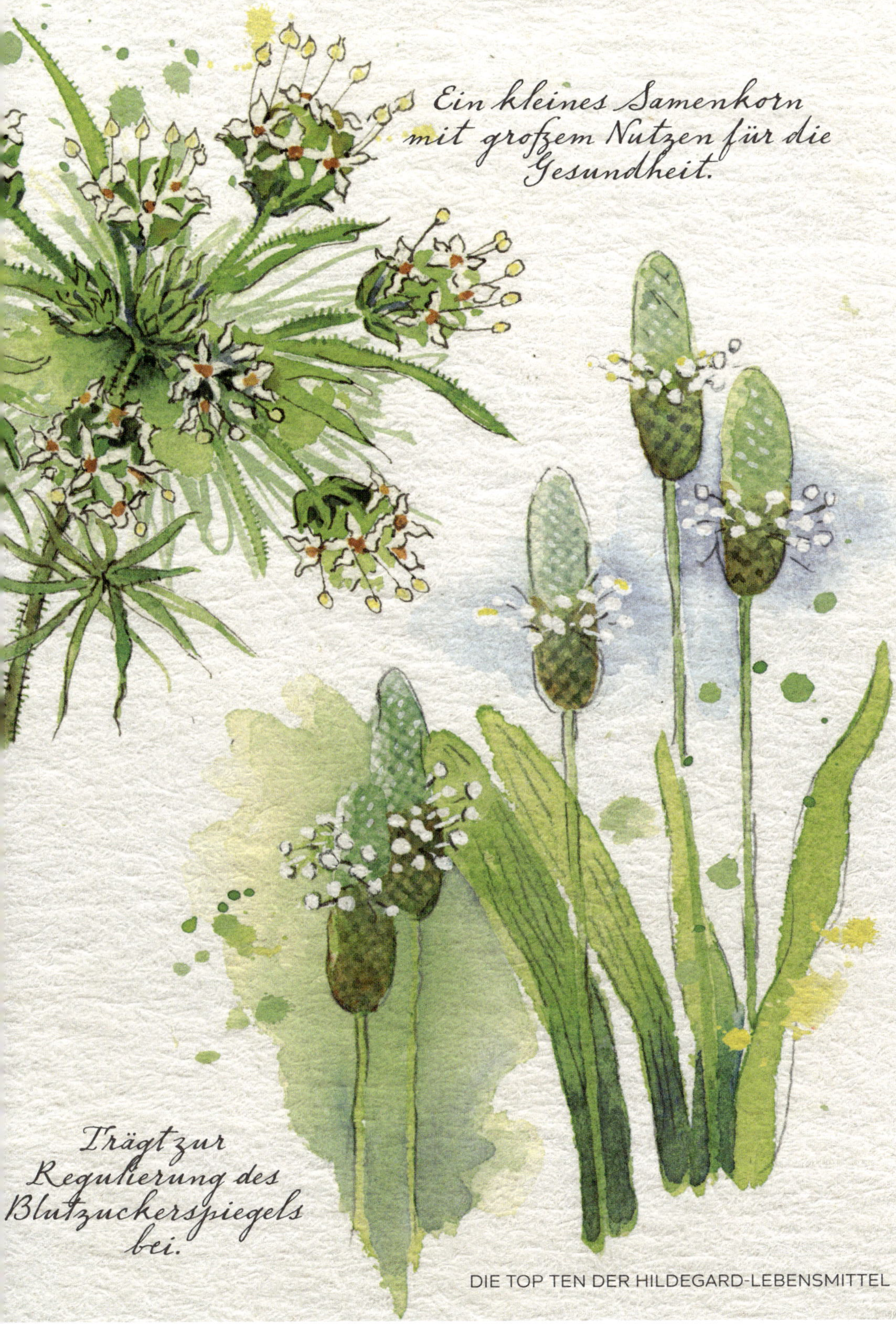

Trägt zur Regulierung des Blutzuckerspiegels bei.

8. MUSKAT

Der von den indonesischen Molukken stammende Muskat ist der gemahlene Samen des immergrünen, tropischen Muskatnussbaums (Myristica fragrans). Die Römer verwendeten ihn als Räucherwerk; bis zum Mittelalter war er in Europa zum wertvollen Küchengewürz geworden.

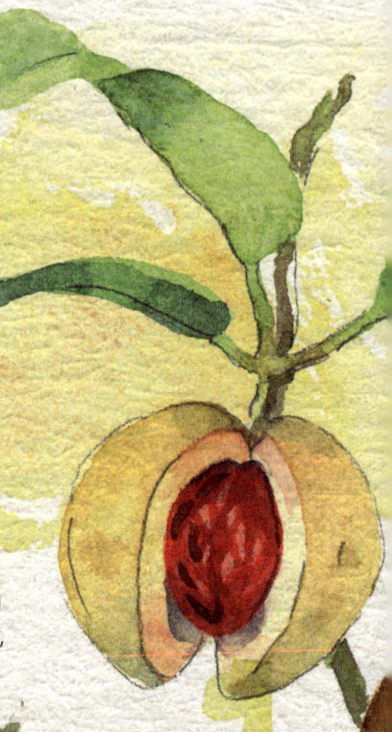

Laut Hildegard öffnet Muskat das Herz, klärt die Sinne, macht fröhlich, dämpft schädliche Launen und stärkt den Körper. Das duftende Gewürz mit dem warmen, leicht süßen Geschmack ist eines ihrer „Gewürze des Frohsinns" und veredelt (weiße) Saucen und Suppen. Zu Hildegards Lebzeiten war es als Würze sowohl für süße als auch für herzhafte Gerichte weit verbreitet und auch für seine medizinischen Eigenschaften geschätzt – besonders bei der Behandlung von Verdauungs- und anderen Darmproblemen. Manche glaubten sogar, Muskat könne die Pest abwehren.

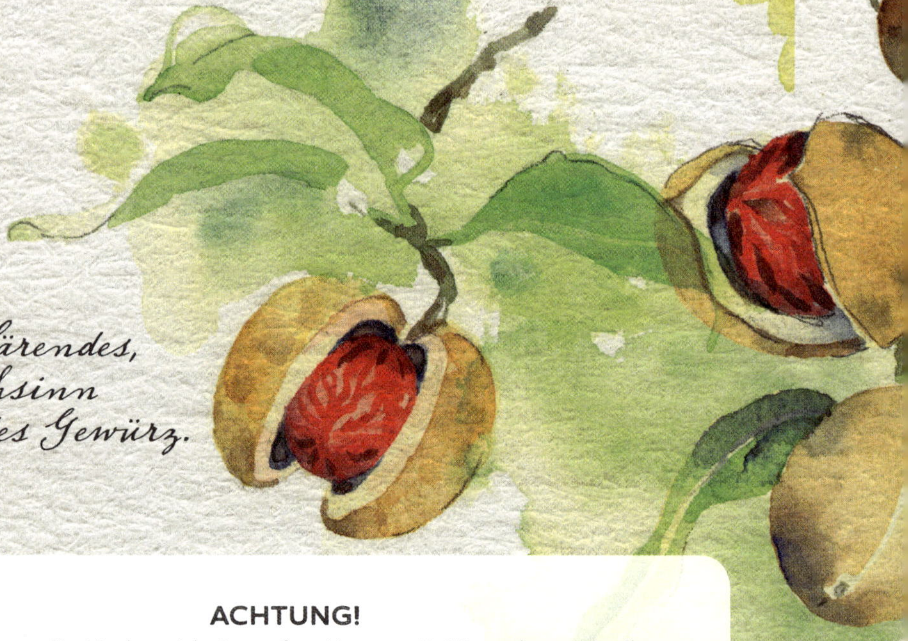

Ein klärendes, Frohsinn bringendes Gewürz.

ACHTUNG!
Konsumieren Sie Muskat nicht in großen Mengen. Bei Erwachsenen sollte 1 Teelöffel, bei Kindern ½ Teelöffel täglich nicht überschritten werden.

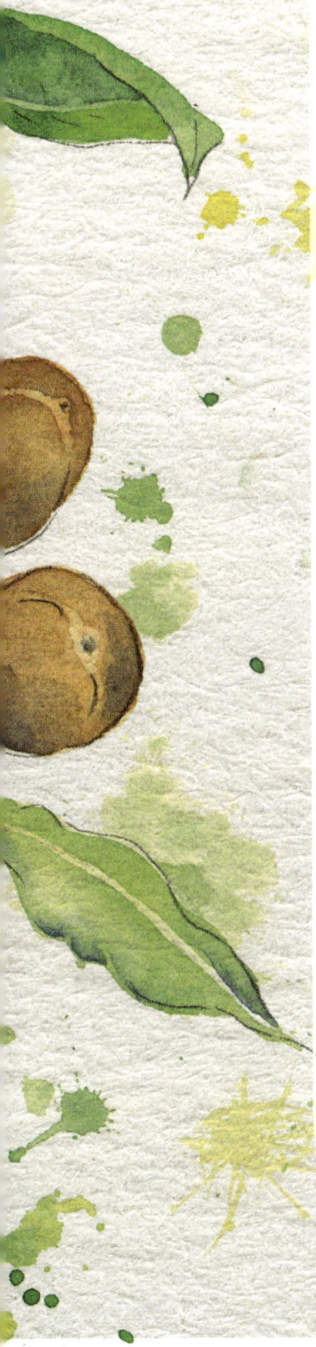

WEITERE WESENTLICHE HILDEGARD-GEWÜRZE

Bertramwurzel *(Anacyclus pyrethrum):* Die nach Lakritz duftende Wurzel einer krautigen Pflanze aus der Familie der Korbblütler. Entgiftet den Körper, hilft bei der Verdauung und klärt den Geist. 1 bis 3 Prisen täglich, dem Essen beigemischt.

Bockshornklee (*Trigonella foenum-graecum*): Die Samen werden in der Kräutermedizin zur Anregung des Appetits eingesetzt. Laut Hildegard helfen sie auch effektiv gegen Magenschmerzen. 60 g weißen Pfeffer, 20 g Kreuzkümmel und 2 TL Bockshornkleesamen vermischen; 1–3 Prisen auf eine Scheibe Brot streuen.

Dill *(Anethum graveolens):* Beruhigende, verdauungsfördernde Pflanze. Hildegard empfahl Dill für Salatdressings, zu Lachs und als aromatisches Gewürz beim Backen.

Kreuzkümmel (*Cuminum cyminum*): In der Kräutermedizin werden die Samen gegen Völlegefühl verwendet. Hildegard schlug vor, Kreuzkümmelsamen auf Hartkäse zu streuen, um diesen leichter verdauen zu können. (Sie riet generell von Hartkäse ab – es sei denn, er wurde zusammen mit Kreuzkümmel gegessen.)

Ingwer (*Zingiber officinale*): Empfohlen als Mittel gegen Morgenübelkeit, gegen Erschöpfung und eine angegriffene Gesundheit generell. Als Beigabe zu Suppen oder als Zwischenmahlzeit auf Brot.

Wasserminze (*Mentha aquatica*): Eine von vielen Minzearten, bekannt für ihre tonisierenden und verdauungsfördernden Eigenschaften. Kann als Würze auf verschiedene Gerichte gestreut werden.

Meerrettich (*Armoracia rusticana*): Wird wegen seiner Wurzel angebaut, die kräftig duftet und scharf-pfeffrig schmeckt. Es gibt ihn frisch oder püriert als Sahnemeerrettich. Hildegard empfahl, ihn bei Müdigkeit zu essen, um wieder zu Kräften zu kommen. Auch als Aufstrich, z. B. auf Dinkelbrot, ist er ein köstliches Würzmittel. Beachten Sie, dass die meisten fertigen Meerrettichzubereitungen aus dem Laden sehr scharf sind!

9. GALGANT

Galgant (Alpinia officinarum oder A. galanga) ist ein Rhizom aus der Ingwerfamilie. Dieses warme, pfeffrige und leicht zitronige Gewürz fördert die Verdauung und lässt das Essen leichter durch den Darm gleiten.

Das Gewürz wird bei Magen-Darm-Problemen empfohlen, z. B. bei Magenschmerzen, Magenübersäuerung, Schluckauf und Verstopfung. Es trägt auch zur Vorbeugung von Herz-Kreislauf-Erkrankungen bei, wirkt gegen Kopfschmerzen, kräftigt und belebt.

Galgant kann wie Ingwer frisch gekauft werden. Sie können die Wurzel reiben und zu Ihren Gerichten geben oder einen Sud daraus kochen. Es gibt ihn auch getrocknet als Pulver. Er schmeckt leicht pfeffrig, was ihn zu einer guten Pfeffer-Alternative macht. Galgant gibt es auch als Nahrungsergänzungsmittel – pur oder kombiniert mit Fenchel.

Eine gesundheitsfördernde Alternative zu Pfeffer.

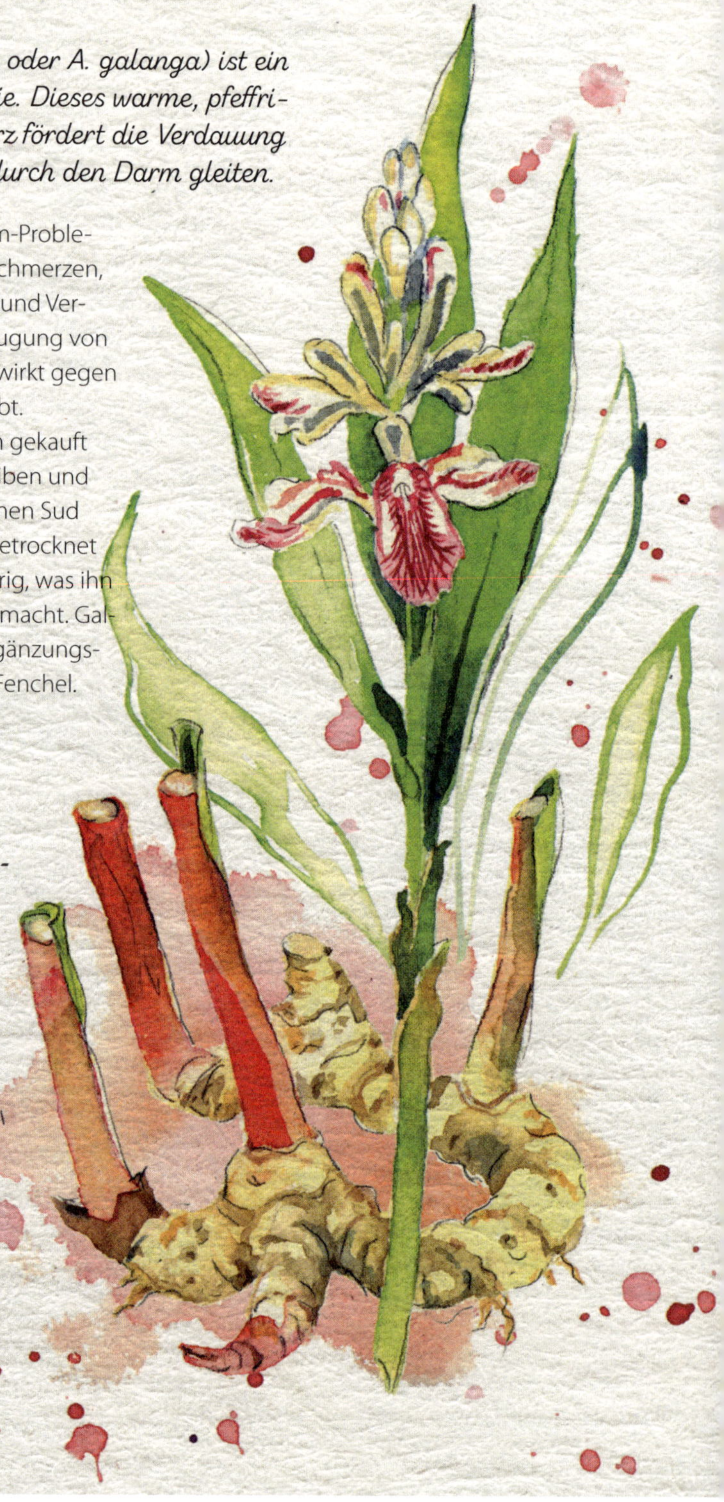

10. MILCHFREIE GETRÄNKE

In dieser Kategorie finden sich alle milchfreien Getränke, also auch Gemüsesäfte und Ähnliches. Hier soll es aber speziell um pflanzliche Milchgetränke gehen – gute Alternativen zur Kuhmilch, welche nur in Maßen konsumiert und, laut Hildegard, im Sommer ganz weggelassen werden sollte.

Kuhmilchfreie Milchgetränke sind reich an Vitaminen, Mineralstoffen und ungesättigten Fettsäuren pflanzlichen Ursprungs, die den Körper schützen und gesund erhalten.

DIE WICHTIGSTEN PFLANZLICHEN MILCHSORTEN:

Mandelmilch ist reich an den Vitaminen A, B, C und E, Mineralstoffen (besonders Calcium), Spurenelementen, essenziellen Fettsäuren und Aminosäuren.
Kastanienmilch enthält viel schnell absorbiertes Calcium sowie alle essenziellen Aminosäuren, ungesättigte Fettsäuren, die Vitamine B_1 und C und Magnesium. Der enthaltene Zucker bereichert die Darmflora. Sie ist leicht verdaulich und hilft dem Körper dabei, seine Mineralstoffdepots wieder aufzufüllen. Sie können sie als Pulver kaufen oder selbst herstellen – auf dieselbe Weise wie Dinkelmilch (siehe unten).
Dinkelmilch ist reich an Vitaminen und Mineralstoffen.
Reismilch enthält langsam verwertete Kohlenhydrate und wenig Fett. Sie ist leicht verdaulich.
Sojamilch wird von Hildegard nur dann empfohlen, wenn sie zunächst abgekocht wird.
ACHTUNG Da Sojamilch Östrogen enthält, sollte sie – vor allem von Kindern – nur in Maßen getrunken werden, da einige Studien das Risiko einer vorzeitigen geschlechtlichen Entwicklung gezeigt haben. Generell ist Soja häufig schwer verdaulich, allergieauslösend und produziert Schleim.

Sehr leicht zu verdauen.

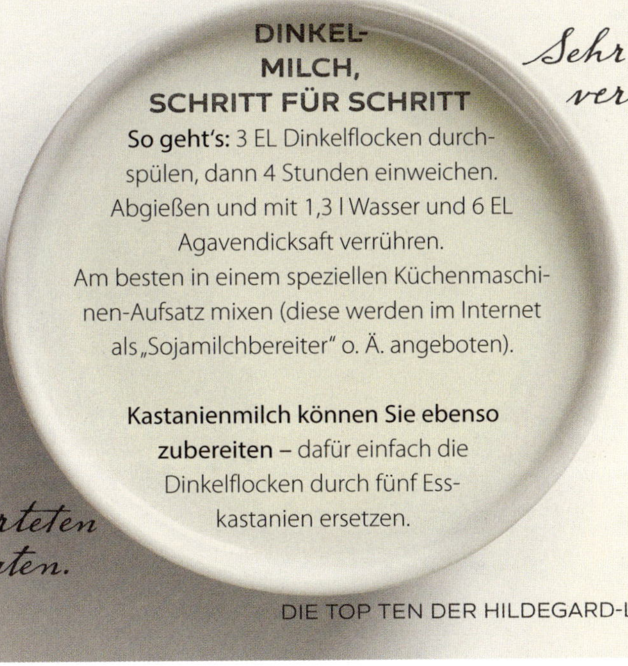

DINKELMILCH, SCHRITT FÜR SCHRITT

So geht's: 3 EL Dinkelflocken durchspülen, dann 4 Stunden einweichen. Abgießen und mit 1,3 l Wasser und 6 EL Agavendicksaft verrühren.
Am besten in einem speziellen Küchenmaschinen-Aufsatz mixen (diese werden im Internet als „Sojamilchbereiter" o. Ä. angeboten).

Kastanienmilch können Sie ebenso zubereiten – dafür einfach die Dinkelflocken durch fünf Esskastanien ersetzen.

Reich an langsam verwerteten Kohlenhydraten.

Einkaufen mit Hildegard

Jetzt, da Sie die Grundprinzipien der Ernährung nach Hildegard kennen, können wir zur Praxis übergehen: Hier finden Sie eine Liste aller Lebensmittel, die Sie beim Einkaufen bevorzugen sollten (eingeteilt in „heiß", „warm" und „kalt"), und all jener, die Sie besser links liegenlassen. Sie basiert auf einer Liste des Hildegard-Experten Dr. Marin Trouvé.

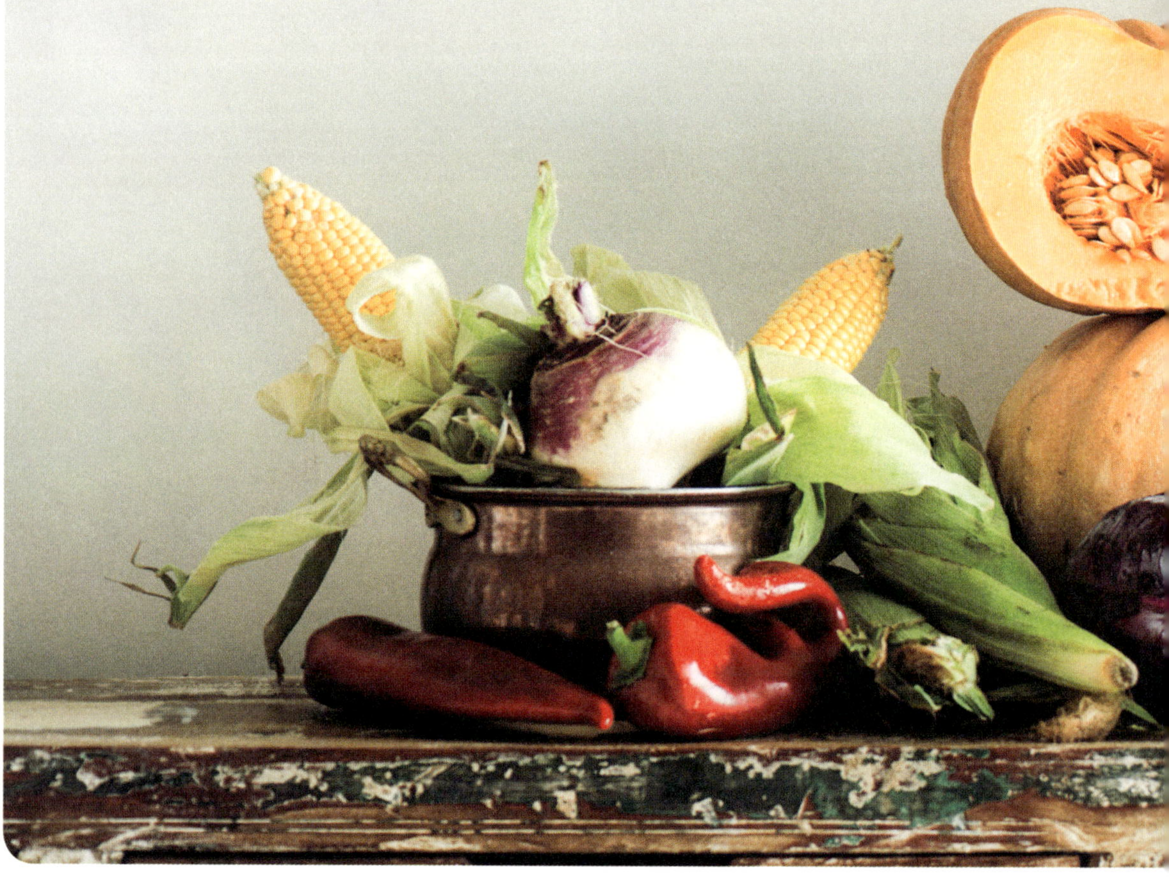

NOCH ETWAS ZU „HEISSEN" UND „KALTEN" LEBENSMITTELN

„Heiße" Lebensmittel tun sowohl gesunden als auch kranken Menschen gut. Sind Sie gesund, sollten sie zwei Drittel Ihrer Ernährung ausmachen. „Kalte" Lebensmittel bilden das verbleibende Drittel, sollten aber gemieden werden, wenn Sie krank sind.

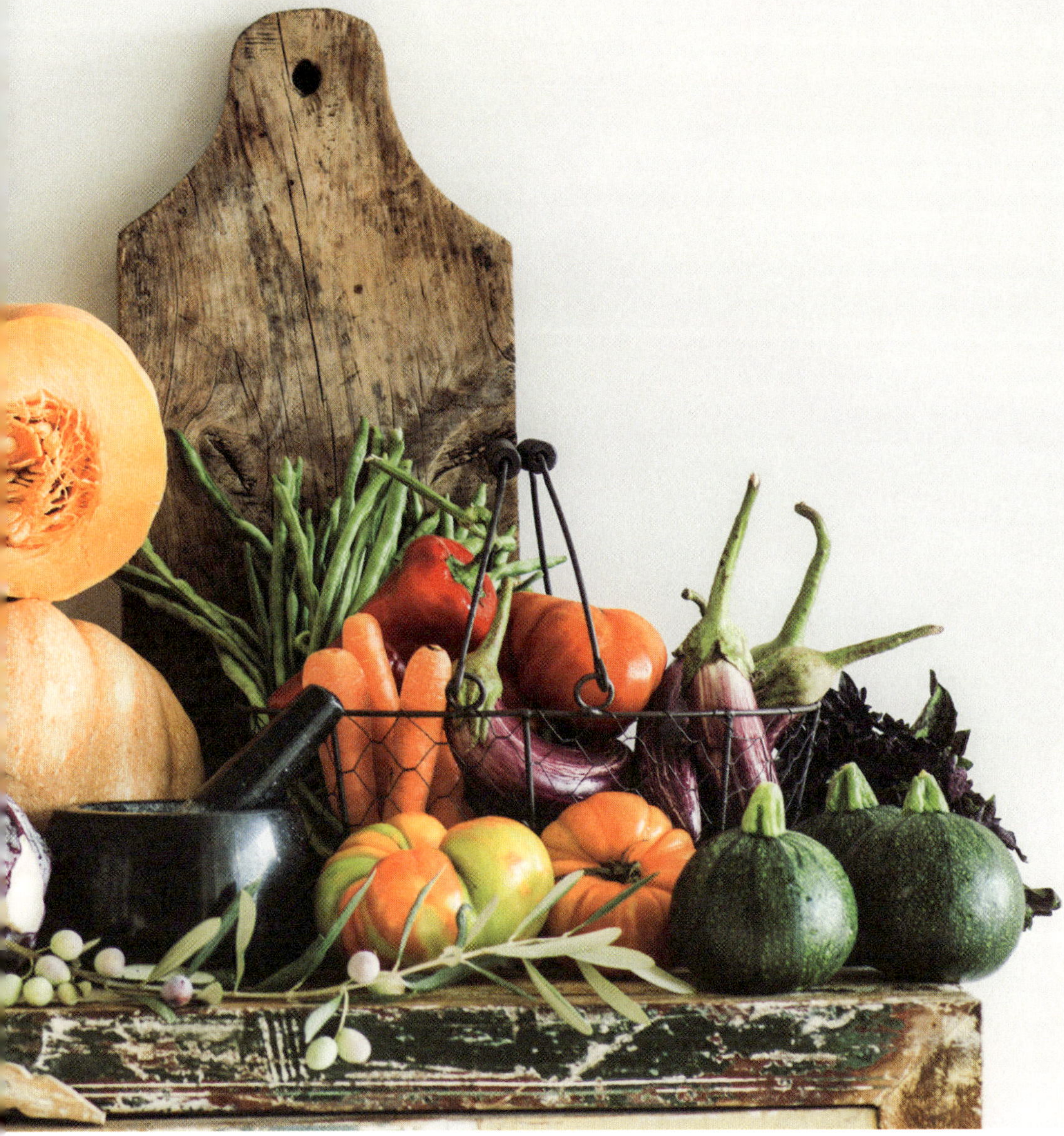

1. GETREIDE

EMPFOHLEN

HEISSE LEBENSMITTEL Vorgegarter **„Dinkel wie Reis"**; **Weizen** in Form von Brotmehl (Type 812 – oder Weizenvollkornmehl, wenn Sie unter Verstopfung leiden), Bio-Vollkornbrot, Sauerteigbrot, Vollkorngrieß und -pasta; **Hafer** als Flocken oder Mehl; **Roggen** in Form von Mehl oder Vollkornbrot.

WARME LEBENSMITTEL **Mais** (Bio-Qualität, auch, um genveränderten Mais auszuschließen).

KALTE LEBENSMITTEL (meiden, wenn Sie krank sind) **Hirse**.

BESSER MEIDEN (BESONDERS, WENN SIE KRANK SIND)

Helles Weizenmehl und alle daraus hergestellten Produkte wie Weißbrot, die nicht zur Gesundheit beitragen; **raffinierter Hartweizen** (Grieß und Pasta); **Bulgur**, **Maismehl**, **Weizenkeime**, **Gerste** (besonders, wenn Sie unter Anämie leiden).

HINWEIS Einige Getreidesorten wie Vollkorn- oder brauner Reis sowie getreideähnliche Körner wie Buchweizen oder Quinoa kommen bei Hildegard nicht vor und können gelegentlich verzehrt werden.

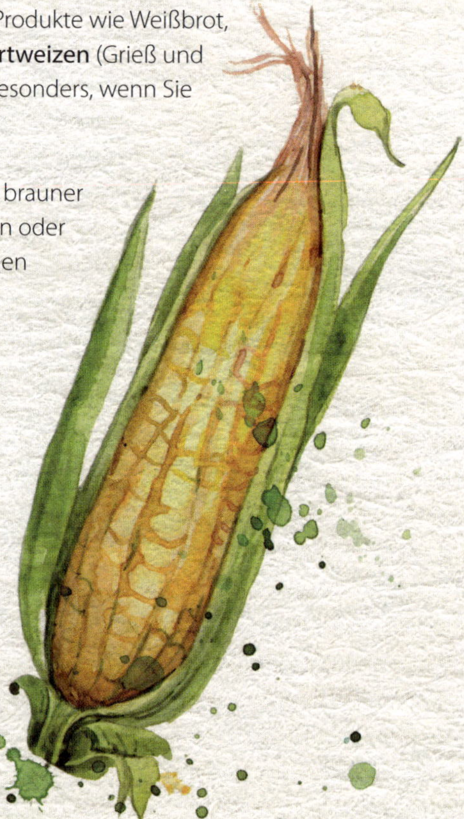

Biomais gehört zu den "warmen" Lebensmitteln.

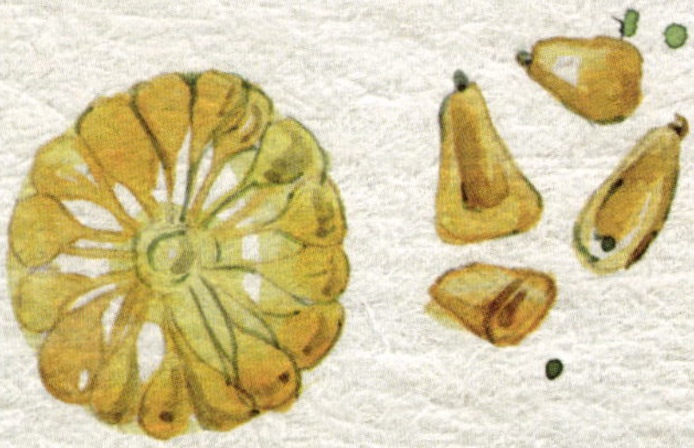

2. HÜLSENFRÜCHTE & GEMÜSE

EMPFOHLEN

HEISSE LEBENSMITTEL **Kichererbsen, Trockenbohnen**, besonders in Form von Mehl; **Fenchel, Paprika, Sellerie** (gegart); **Rüben, Rote Bete, Möhren, Artischocken, Radieschen, Meerrettich, Melde, Kohlrüben, Knoblauch** (immer roh verzehrt und unverzichtbar für Vinaigrette).

WARME LEBENSMITTEL **Limabohnen; alle Salate** (Blattsalat, Endivie, Batavia, Romana, Chicoree, Feldsalat, Frisée, Brunnenkresse); **Zwiebeln** – nur gegart, z. B. in Omeletts und Eintöpfen; Gemüsepfannen; **Suppen**.

KALTE LEBENSMITTEL (meiden, wenn Sie krank sind) **Eierkürbis, Riesenkürbis, Gurke** (geschält), **gekochter Spinat, Spargel, Pastinaken, Mangold**.

BESSER MEIDEN (BESONDERS, WENN SIE KRANK SIND)

Topinambur, Linsen (weil sie den Körper abkühlen); **Spalterbsen, Erbsen** (meiden, wenn Sie unter schlechter Durchblutung leiden); **Maniok, Kohl generell**, weil er „schädliche Launen" verstärkt; **Sauerampfer; Auberginen, Pilze, rohe Zwiebeln, roher Sellerie, Schwarzwurzeln**.

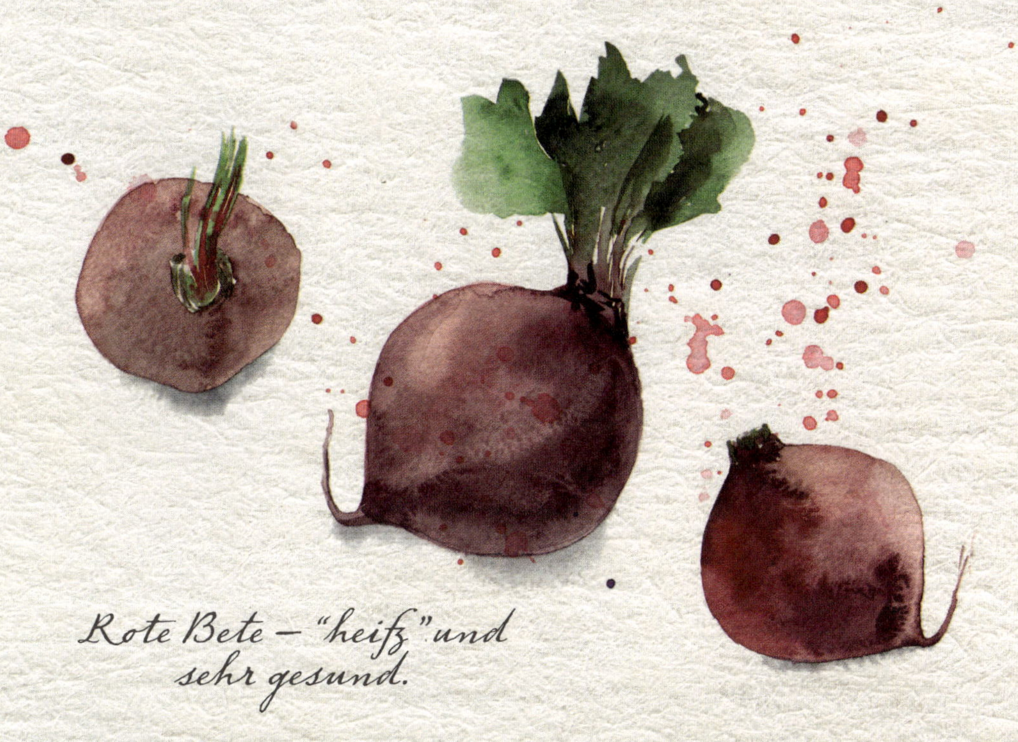

Rote Bete – "heiß" und sehr gesund.

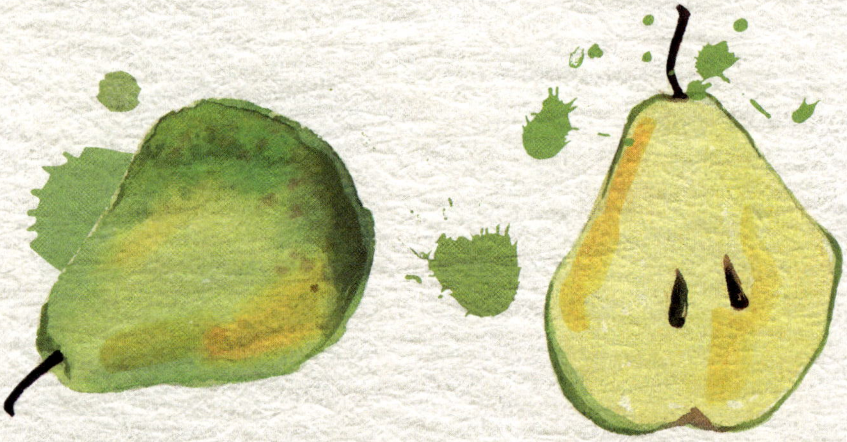

3. FRÜCHTE & NÜSSE

EMPFOHLEN

HEISSE LEBENSMITTEL **Äpfel, gegarte Birnen, Esskastanien, Mandeln, Quitten, Datteln, Bananen, Aprikosen, Rote und Schwarze Johannisbeeren** (mit anderen Früchten gemischt), **Zitrusfrüchte, Kiwis, Kokosfleisch, Kornelkirschen, Mispeln.**
WARME LEBENSMITTEL **Kirschen, Maulbeeren, Himbeeren.**
KALTE LEBENSMITTEL (meiden, wenn Sie krank sind) **Haselnüsse.**

BESSER MEIDEN (BESONDERS, WENN SIE KRANK SIND)

Erdbeeren, Pfirsiche, Nektarinen, Pflaumen, Zwetschgen, Blaubeeren, Feigen, Rhabarber, Avocados, Erdnüsse, Kokosmilch, rohe Birnen.

4. MILCHPRODUKTE

EMPFOHLEN

HEISSE LEBENSMITTEL **Erhitzte Kuhmilch, Joghurt** und **Quark** (nur im Winter, und nur bei guter Gesundheit; Hildegard empfiehlt, Milch und andere Milchprodukte im Sommer zu meiden). Immer Bioprodukte wählen.
WARME LEBENSMITTEL **Schafskäse, Hühnereier.** Eier sollten allerdings nur in Maßen verzehrt werden, da sie, laut Hildegard, dem Magen schaden können. Wenn es Ihnen nicht gut geht oder Sie ein geschwächtes Verdauungssystem haben, sollten Sie Eier lieber meiden.

BESSER MEIDEN (BESONDERS, WENN SIE KRANK SIND)

Hartkäse (die Zugabe von Kreuzkümmel macht diese Käsesorten verträglicher).

5. FLEISCH & GEFLÜGEL

EMPFOHLEN

HEISSE LEBENSMITTEL **Hammelfleisch** (aber nicht im Winter essen), **Lammfleisch, Fleisch freilaufender Hühner, Perlhuhn, Fasan, Wildente, Rehfleisch.**
WARME LEBENSMITTEL **Rindfleisch, Putenfleisch, Kalbfleisch, Kaninchenfleisch.**

BESSER MEIDEN (BESONDERS, WENN SIE KRANK ODER GENESEND SIND)

Schweinefleisch und **verarbeitetes Fleisch, Hühner aus Batteriehaltung, tierische Fette** (z. B. Gänse- oder Entenschmalz).

HINWEIS DER WELTGESUNDHEITSORGANISATION (WHO)

Der Konsum von vorverarbeitetem Fleisch erhöht das Krebsrisiko. Das Gleiche gilt laut einer Ende 2015 veröffentlichten Einschätzung der Internationalen Agentur für Krebsforschung „wahrscheinlich" für rotes Fleisch. Zu den roten Fleischsorten gehören Schwein, Rind, Kalb, Lamm, Hammel und Ziege. Essen Sie also Fleisch, wenn Sie möchten, aber in Maßen.

6. FISCH & MEERESFRÜCHTE

EMPFOHLEN

HEISSE LEBENSMITTEL **Flussfische mit Schuppen** (wie Hecht, Rotbarsch, Zander).
KALTE LEBENSMITTEL (meiden, wenn Sie krank sind) **Lachs, Lachsforelle, Flunder.**

BESSER MEIDEN (BESONDERS, WENN SIE KRANK SIND)

Fisch ohne Schuppen (z. B. Seeteufel, Schillerlocke); **Petersfisch, Rochen, Tintenfisch, Krustentiere.**

7. ZUCKER & GESÜSSTE LEBENSMITTEL

EMPFOHLEN

HEISSE LEBENSMITTEL **Natürlicher Frucht- und Pflanzenzucker** (z.B. Agavendicksaft, Ahornsirup, Rohrzucker); **Honig** (erhitzt und abgeschäumt), es sei denn, Sie sind übergewichtig.

BESSER MEIDEN (BESONDERS, WENN SIE KRANK SIND)

Weißer Raffinadezucker, Kekse aus Weißmehl, **unverarbeiteter Honig** (jede Art von Honig, wenn Sie übergewichtig sind), **Marmeladen, Süßstoffe** und **Diätprodukte, Milchschokolade.**

8. GETRÄNKE

Hier müssen wir bedenken, dass Wasser zu Hildegards Lebzeiten nicht immer trinkbar war – einer der Gründe, warum sie zu abgekochtem Wasser, Kräutertees, Wein und Bier riet.

EMPFOHLEN

HEISSE LEBENSMITTEL **Stilles Mineralwasser, Fruchtsäfte, Kräutertees** (z. B. Zitronenmelisse, Salbei, Thymian, Fenchel, Brennnessel); **Cidre; Wein; Gerste-, Roggen- oder Dinkelbier** (in Maßen).
WARME LEBENSMITTEL **Getreidekaffee.**
KALTE LEBENSMITTEL (meiden, wenn Sie krank sind) **Stilles Wasser** mit wenigen Mineralien.

BESSER MEIDEN (BESONDERS, WENN SIE KRANK SIND)

Kohlensäurehaltige Getränke (auch Mineralwasser), **Kaffee.**

9. KRÄUTER, GEWÜRZE & WÜRZMITTEL

EMPFOHLEN

HEISSE LEBENSMITTEL **Minze, Salbei, Muskat, Zimt, Nelken, Thymian, Bertram, Rosmarin, Dill** (gegart), **Galgant, Petersilie** (roh), **Enzian, Sand-Thymian, Kümmel, Lorbeerblatt, Bohnenkraut, Estragon, Sesamkörner, schwarze Oliven, Salz, Weinessig, Senf, Dinkelhefe.**
KALTE LEBENSMITTEL (meiden, wenn Sie krank sind) **Anis, Basilikum, Verbene, Schnittlauch, grüne Oliven.**

BESSER MEIDEN (BESONDERS, WENN SIE KRANK SIND)

Pfeffer, Paprikapulver, Chili, saure Gurken, Koriander, Kerbel, Oregano, roher Dill, Ingwer (bei Übergewicht).

10. ÖLE & FETTE

EMPFOHLEN

HEISSE LEBENSMITTEL **Butter, Sonnenblumen-, Hanf- und Walnussöl.**
KALTE LEBENSMITTEL (meiden, wenn Sie krank sind) **Erdnussöl, Rapsöl, Pflanzenmargarine.**

BESSER MEIDEN (BESONDERS, WENN SIE KRANK ODER ÜBERGEWICHTIG SIND)

Butter, Crème fraîche, Mayonnaise; alles Gebratene; tierische Fette; Oliven-, Lein-, Palm-, und **Kokosöl.**

ERNÄHRUNG NACH HILDEGARD FÜR KINDER

Es gibt keinen Grund, die Ernährung nach Hildegard nicht auch schon bei kleinen Kindern zu praktizieren. Die Weltgesundheitsorganisation empfiehlt, Babys die ersten sechs Monate ausschließlich zu stillen. Wenn es dann an feste Nahrung geht, wählen Sie einfach diejenigen Getreide-, Obst- und Gemüsesorten, die der Ernährung nach Hildegard entsprechen.

GEMÜSE: Möhren, Kürbis, Pastinaken ...
OBST: Äpfel, Bananen, Aprikosen ...
VOLLKORN-PORRIDGE (aus Dinkel, Hafer oder als Milchreis)
DINKELZWIEBACK: Ab sechs Monate als Snack, ab acht Monate zerdrückt mit Milch.
DINKELKEKSE: Ab acht Monate, um dem Baby das Kauen beizubringen.
ÖL ZUM ANREICHERN VON PORRIDGE : Bio-Beikost-Öl, z.B. eine Mischung aus Raps- und Sonnenblumenöl.
MILCH (nach der Muttermilch, ab sechs Monate): Basierend auf **Kuhmilch** (wenn sie vertragen wird) oder **Ziegenmilch**. Wollen Sie die Muttermilch durch **pflanzliche Milchdrinks** ersetzen, fragen Sie zuerst Ihren Hausarzt oder Gesundheitsberater.

Achten Sie darauf, bei Folgemilch diejenige zu wählen, die den Ernährungsbedürfnissen Ihres Kindes entspricht. Wollen Sie ab sechs Monaten der Abwechslung halber pflanzliche Milch füttern, sollten Sie sich erst beraten lassen.

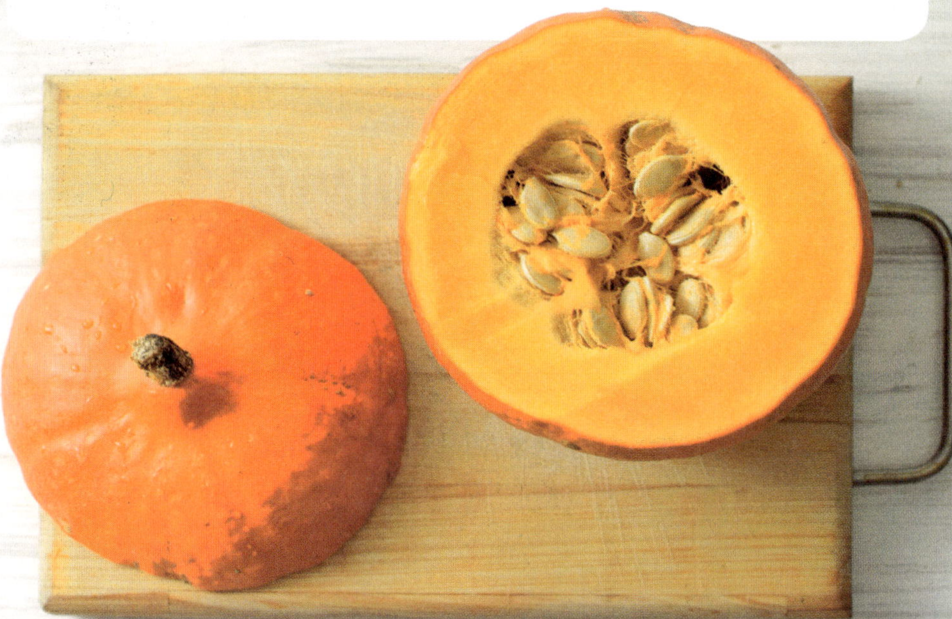

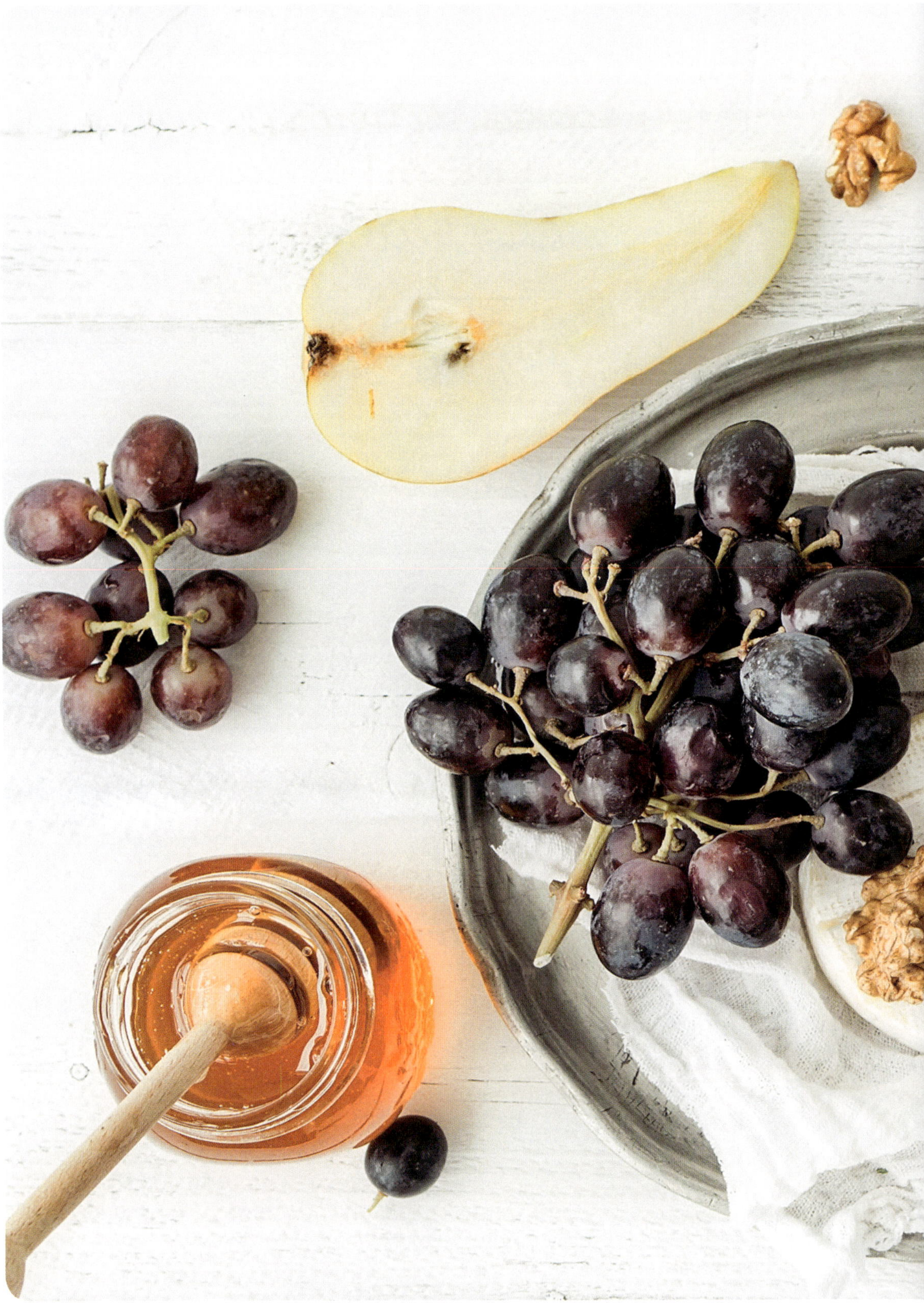

Rezepte & Menüs nach Hildegard

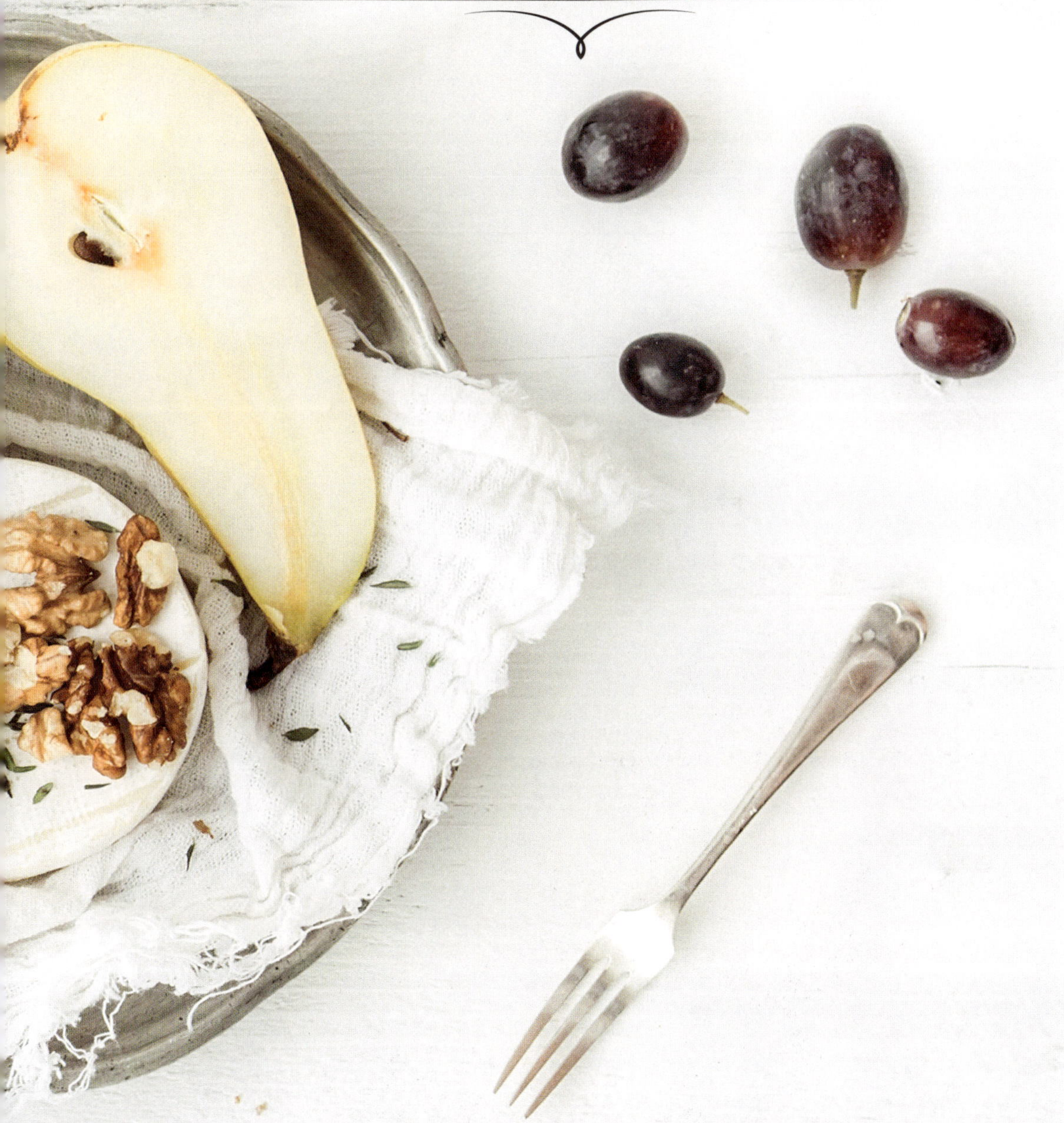

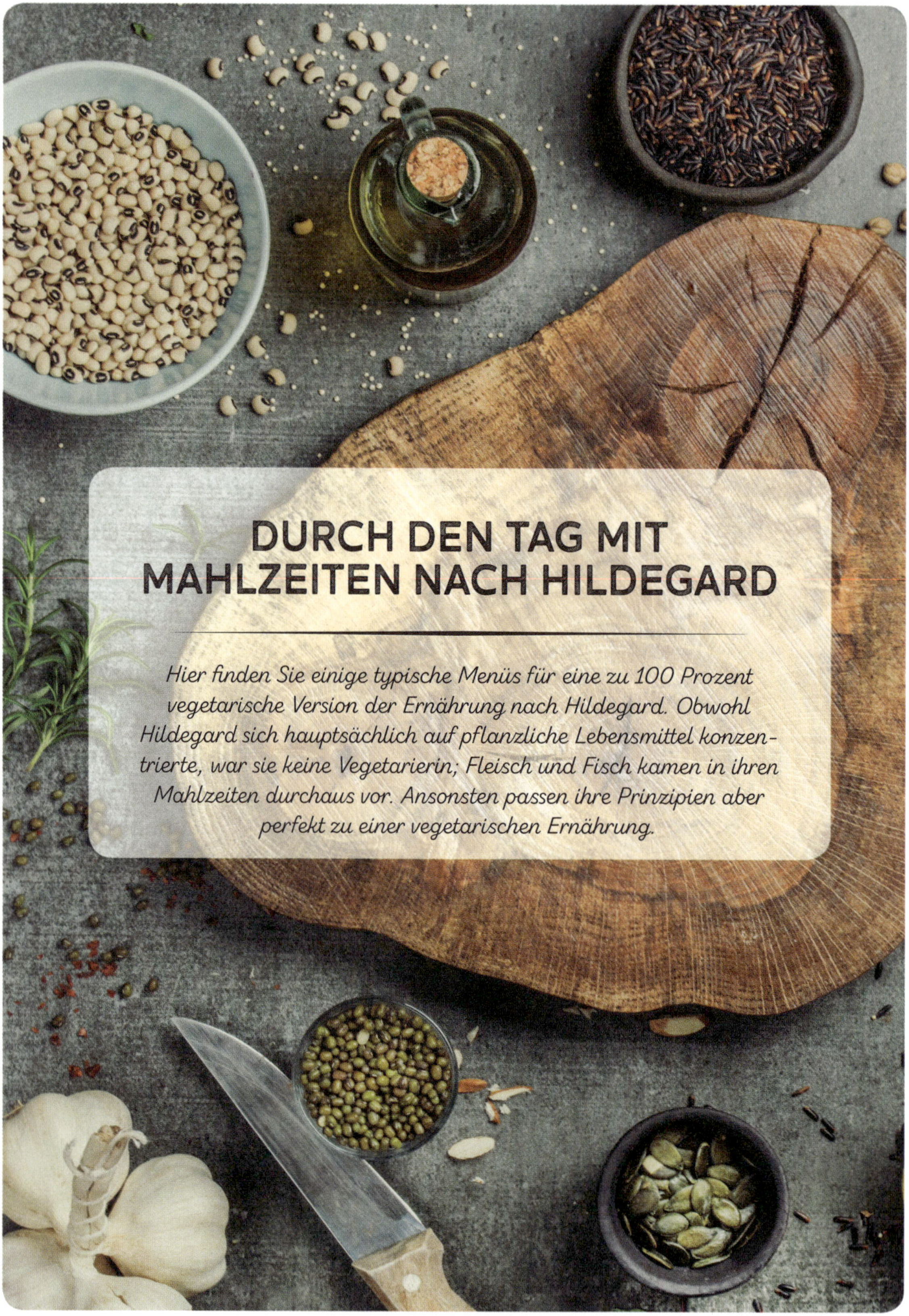

DURCH DEN TAG MIT MAHLZEITEN NACH HILDEGARD

Hier finden Sie einige typische Menüs für eine zu 100 Prozent vegetarische Version der Ernährung nach Hildegard. Obwohl Hildegard sich hauptsächlich auf pflanzliche Lebensmittel konzentrierte, war sie keine Vegetarierin; Fleisch und Fisch kamen in ihren Mahlzeiten durchaus vor. Ansonsten passen ihre Prinzipien aber perfekt zu einer vegetarischen Ernährung.

Frühstück

Das traditionelle Frühstücksgericht bei Hildegard ist Habermus, ein Dinkelbrei, der warm gegessen wird.

Hildegard empfahl, morgens „heiße" Lebensmittel zu essen (dies hat, wie wir schon wissen, nichts mit der Temperatur der Speisen zu tun, sondern mit ihrem Wesen, siehe S. 24). Generell sollten Sie morgens auf rohe Speisen verzichten, die schwer verdaulich sind – also zum Beispiel kein rohes Müsli zum Frühstück essen.

Statt Habermus können Sie auch Dinkelbrot (siehe Rezepte auf S. 81) oder Haferporridge mit Hafer„milch" zu sich nehmen, das wie Habermus warm gegessen werden sollte.

Zum Schluss: Vergessen Sie Kaffee, der viel anregendes Koffein enthält. Ersetzen Sie ihn durch leichten Tee, Fencheltee (oder einen anderen Kräutertee) oder Dinkelkaffee (siehe S. 30).

EIN TYPISCHES FRÜHSTÜCK:

DINKELKAFFEE, FENCHELTEE ODER KRÄUTERTEE

(z. B. Hagebutte, Grüne Minze, Blaubeere oder Ringelblume)

plus

HABERMUS

(Dinkelporridge, siehe S. 59)

ODER

DINKELBROT, PFLANZLICHE BUTTER/ MANDELBUTTER, TROCKENFRÜCHTE

ODER

HAFERPORRIDGE

mit pflanzlicher Milch

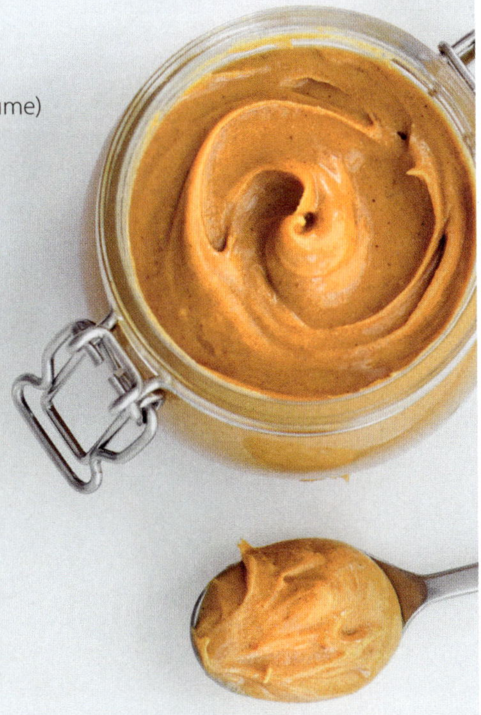

Mandelbutter ist gut für das Herz.

Mittag- & Abendessen

Dinkel ist die Grundlage sowohl für das Mittag- als auch für das Abendessen, begleitet von – vorzugsweise gegartem – Saisongemüse nach Hildegard. Wichtigster Grundsatz: Genießen Sie die Speisen heiß oder zimmerwarm, nicht kalt.

EIN TYPISCHES MENÜ:

Als Vorspeise (kann abends weggelassen werden):

GEMÜSE NACH HILDEGARD, GEGART

(z. B. als Pfannengemüse, Suppe, Gemüse-Tarte oder -terrine)
oder roh (dies aber höchstens dreimal wöchentlich)

plus

DINKEL MIT GEKOCHTEM GEMÜSE

(als volles Korn, Perldinkel, Nudeln oder in Pfannkuchen)

ODER

SALAT NACH HILDEGARD

(30 Minuten im Voraus mit einer Vinaigrette nach Hildegard angemacht, siehe S. 18)

plus

Nachtisch (optional):

ÄPFEL/QUITTEN

ODER

JOGHURT AUS ZIEGEN-ODER SCHAFMILCH

(besser als Joghurt aus Kuhmilch)

ODER

HAUSGEMACHTE CREME

aus pflanzlicher Milch.

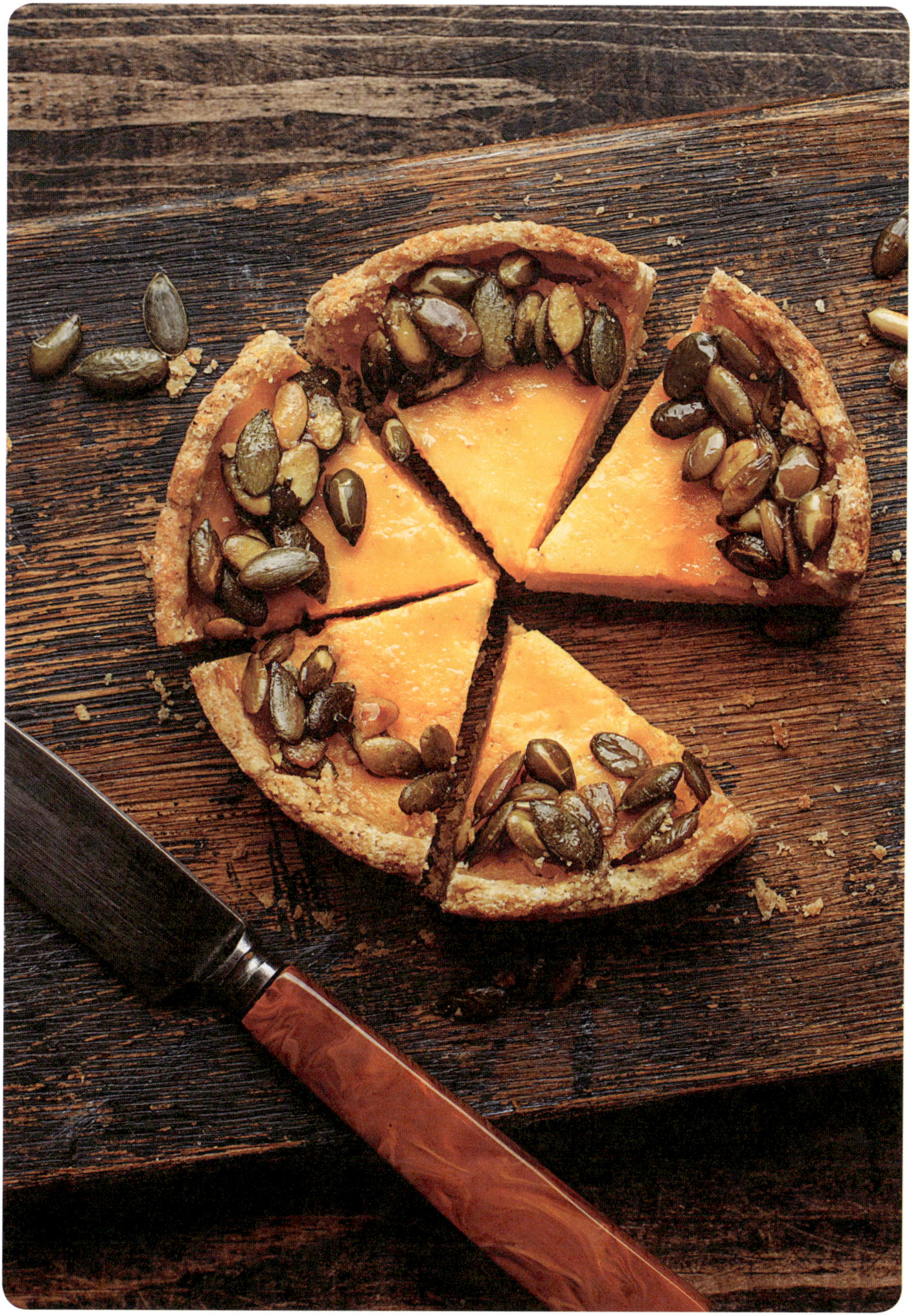

REZEPTE NACH HILDEGARD

Frühstück, Snacks & Vorspeisen, Hauptgerichte, Desserts und Brote

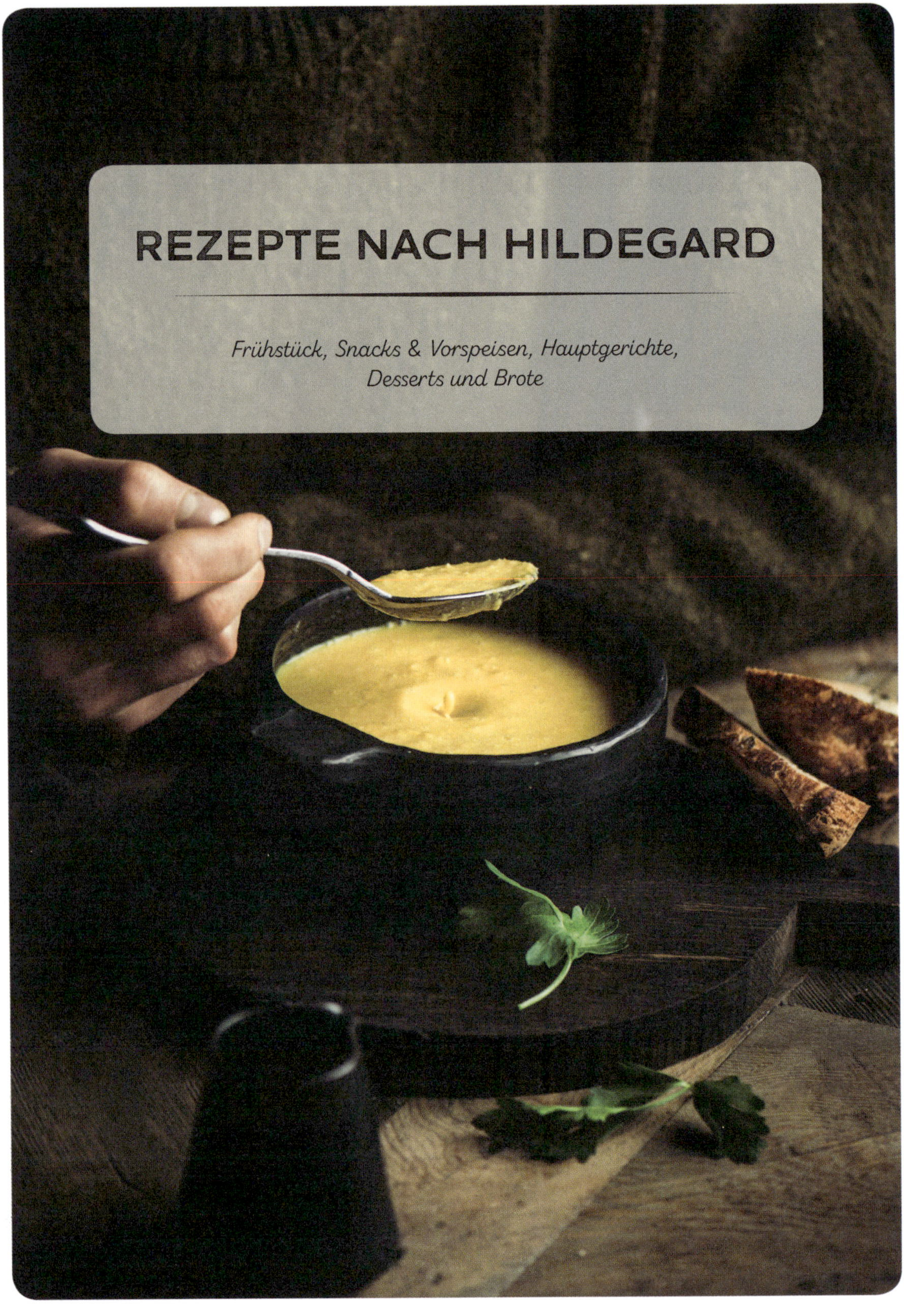

DINKEL-KÜRBIS-MANDEL-SCHNITTEN

100 g **Kürbisfruchtfleisch**, gerieben
100 g **Dinkelflocken**
30 g **Mandeln**, grob gehackt
30 g **Datteln**, grob gehackt
2 EL **Sonnenblumenöl**
2 EL **Agavendicksaft** oder **Ahornsirup**
2 EL **Dinkel-** oder **Hafermilch**

Für **4** Personen
Zubereitungszeit: **10 Minuten**
Backzeit: **15 Minuten**

Den Backofen auf 180 °C vorheizen.
Ein Backblech mit Backpapier auslegen.
Alle Zutaten in einer großen Schüssel vermengen.
Die Mischung auf dem Backblech verteilen. 15 Minuten im Ofen backen.
In 4 Schnitten schneiden, dann abkühlen lassen.

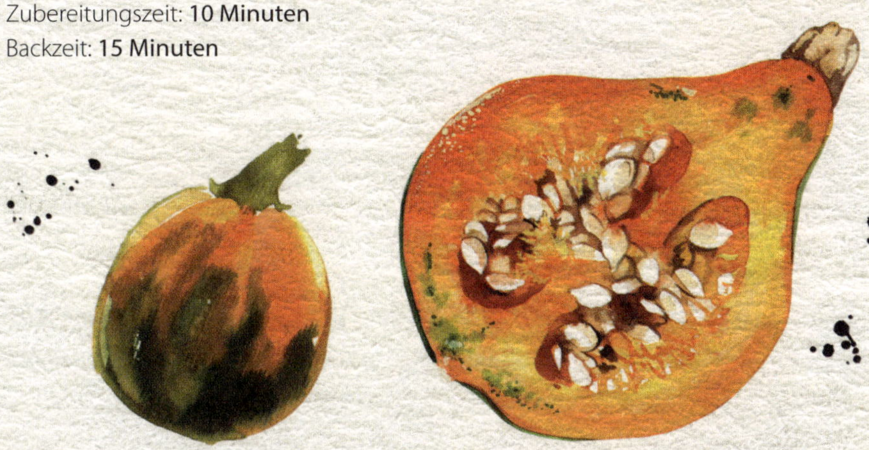

DINKELPORRIDGE (HABERMUS)

4 EL **Dinkelflocken**
1 reife **Banane** oder 2 TL **Honig**
4 EL **Quark**
2 TL **Bio-Pflanzenöl**, z. B. Hanföl
Saft von ½ **Zitrone**
1 EL **Flohsamen**

Für **1** Person
Zubereitungszeit: **10 Minuten**
Garzeit: **10 Minuten**

Die Dinkelflocken in kochendem Wasser 10 Minuten garen, dann abtropfen lassen.
Die Banane zermusen, falls verwendet.
Den Quark mit dem Öl glattrühren (es sollten keine Ölspuren mehr sichtbar sein).
Zitronensaft, Bananenmus (oder Honig), gegarte, abgetropfte Dinkelflocken und Flohsamen einrühren.

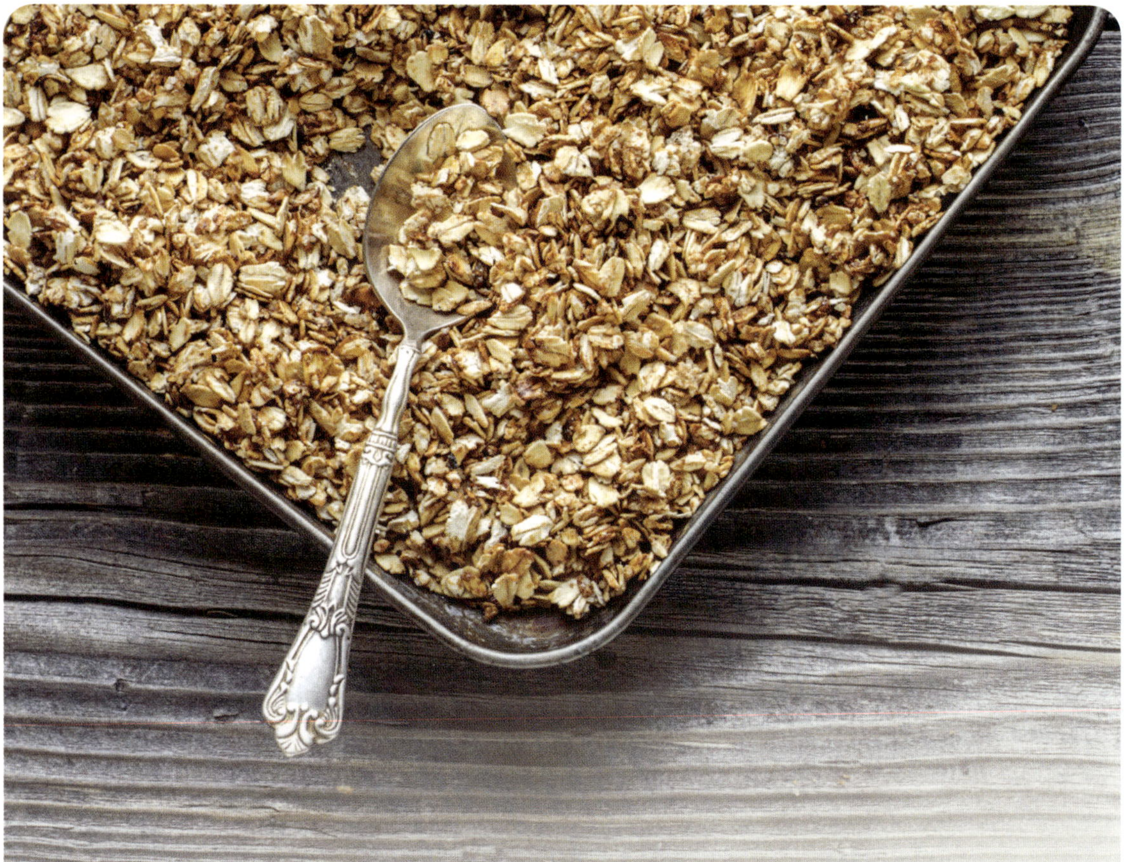

GERÖSTETES MÜSLI NACH HILDEGARD

50 g **Dinkelflocken**
50 g **Haferflocken**
50 g **gemahlene Mandeln**
100 g **gemischte Samen** (z. B. Hanfsamen, Sonnenblumenkerne, Flohsamen) und **Walnusskerne**
50 g **Trockenfrüchte der Saison**
2 TL **„Gewürze des Frohsinns“** (siehe S. 63)
2 EL **Sonnenblumenöl**
2 EL **Ahornsirup** oder **Agavendicksaft**

Ergibt **300 g**
Zubereitungszeit: **10 Minuten**
Backzeit: **15 Minuten**

Den Backofen auf 150 °C vorheizen. Ein Backblech mit Backpapier auslegen.
Alle trockenen Zutaten in einer Schüssel mischen. Öl und Sirup zugeben und vermengen.
Die Mischung auf dem Backblech verteilen.
15 Minuten im Ofen backen.

GRÜN-ROTE AÇAI-BOWL

2 **Bananen**
2 TL **Spirulina-Algenpulver**
1 Handvoll **Babyspinat**
2 EL **Mandelbutter**
200 ml **Dinkelmilch**
2 TL **Açaibeeren-Pulver**
1 EL **Gojibeeren**
1 TL **Flohsamen**

Für **2** Personen (für 4 Personen verdoppeln)
Zubereitungszeit: **10 Minuten**

In einem Standmixer 1 Banane mit Spirulina-Pulver, Spinat, 1 Esslöffel Mandelbutter und 100 ml Dinkelmilch pürieren. Die Mischung auf zwei Schälchen verteilen. Den Mixer säubern, dann die zweite Banane mit Açaibeeren-Pulver, restlicher Mandelbutter und restlicher Dinkelmilch pürieren.
Auf die beiden Schälchen verteilen. Mit Gojibeeren und Flohsamen bestreuen und servieren.

SNACKS & VORSPEISEN

PIKANT GERÖSTETE MANDELN

2 EL **Sonnenblumenöl**
Gewürze nach Wahl (z. B. Kurkuma, schwarzer Pfeffer, Kreuzkümmel, Gomashio)
150 g **Mandeln**

Für **6** Personen
Zubereitungszeit: **5 Minuten**
Backzeit: **20 Minuten**

Den Backofen auf 210 °C vorheizen. Das Öl mit den Gewürzen verrühren. Die Mandeln hinzugeben und in der Mischung wenden, bis sie ganz überzogen sind. In einer Lage auf einem mit Backpapier ausgelegten Backblech ausbreiten. Unter gelegentlichem Rühren 20 Minuten im Ofen backen. Vor dem Essen abkühlen lassen.

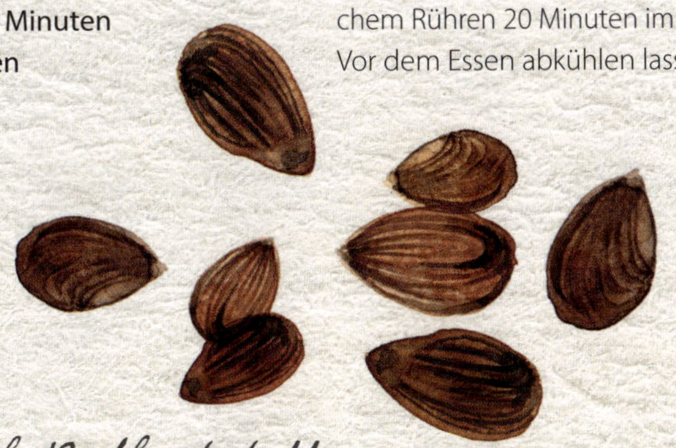

Eine tolle Ballaststoff- und Eiweißquelle.

RADIESCHENCREME

1 Bund **Radieschen**, geputzt
100 g **Schafsfrischkäse**
Einige Halme **Schnittlauch**, in Röllchen
1 EL **Hanföl**
Salz und **Pfeffer**

Für **4** Personen
Zubereitungszeit: **5 Minuten**

Die Radieschen in der Küchenmaschine pürieren, dann in einem Sieb abtropfen lassen.
Mit Frischkäse, Schnittlauch und Hanföl verrühren. Mit Salz und Pfeffer würzen. Gekühlt servieren.

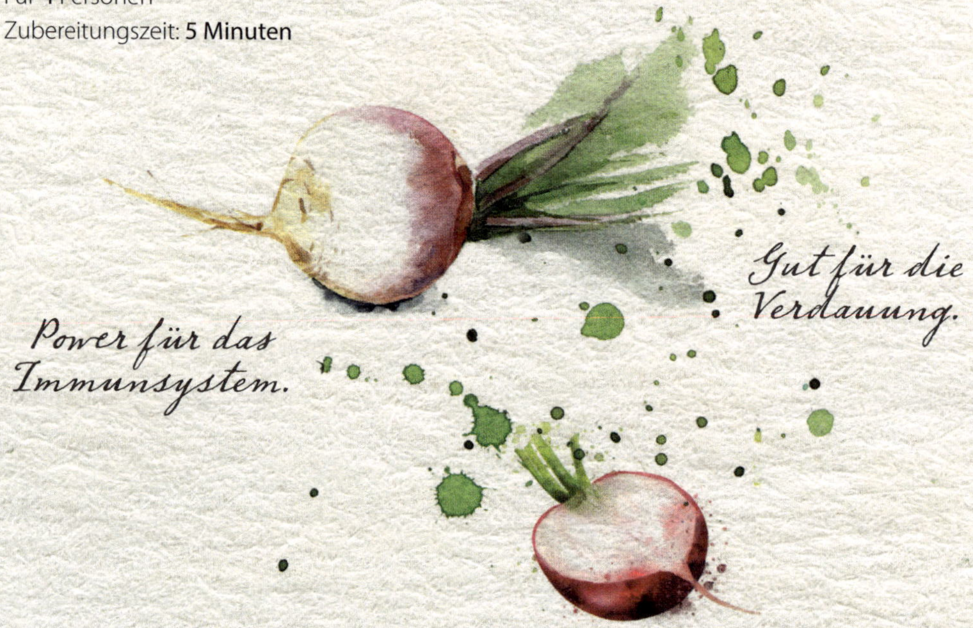

DINKEL-TABBOULEH

100 g **gegarter Dinkel**
1 Bund **frische Minze**, gehackt
1 Bund **frische Petersilie**, gehackt
Saft von 1 **Zitrone**
2 EL **Hanföl**

Für **4** Personen
Zubereitungszeit: **5 Minuten**

Die Dinkelkörner in eine Salatschüssel geben; gehackte frische Kräuter, Zitronensaft und Hanföl hinzufügen. Gekühlt servieren.

BRENNNESSELCREME-SUPPE

30 g **Brennnesselpulver**
100 g **Dinkelflocken**
1 EL **Sonnenblumenöl**
2 EL **pflanzliche Sahne** (z. B. Dinkel- oder Reissahne)
Einige Zweige **Petersilie**, gehackt

Für **4** Personen
Zubereitungszeit: **5 Minuten**
Garzeit: **20 Minuten**

Brennnesselpulver, Dinkelflocken und Öl in einen Topf geben. Etwa 4 Minuten auf niedriger Stufe unter Rühren andünsten. Nach und nach1,3 Liter Wasser hinzugeben, auf niedrigster Stufe und ohne zu kochen etwa 15 Minuten köcheln lassen. Kurz vor dem Servieren Sahne und Petersilie in die Suppe rühren.
TIPP: Anstelle von Brennnesselpulver können Sie auch getrocknete Kräutertee-Brennnesseln oder frische Brennnesseln (die jungen Triebe) nehmen.

FENCHELSUPPE

1 **Zwiebel,** fein gehackt
1 **Knoblauchzehe**, fein gehackt
1 EL **Sonnenblumenöl**
2 **Fenchelknollen**, grob gehackt
1 Prise **„Gewürze des Frohsinns“** (siehe unten)
1,3 l **Gemüsebrühe**
2 EL **Mandelbutter**

Für **4** Personen
Zubereitungszeit: **5 Minuten**
Garzeit: **25 Minuten**

Zwiebel und Knoblauch in einem Topf auf niedriger Stufe 5 Minuten im Öl andünsten. Den Fenchel hinzugeben, mit der Gewürzmischung bestreuen. Die Gemüsebrühe angießen und das Ganze auf niedriger Stufe etwa 20 Minuten köcheln lassen. Die Suppe mit dem Stabmixer pürieren. Vor dem Servieren die Mandelbutter einrühren.

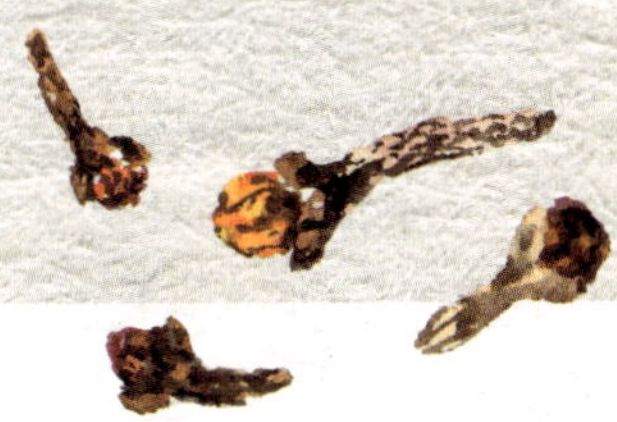

HILDEGARDS MISCHUNG „GEWÜRZE DES FROHSINNS“

1½ EL gemahlenen Muskat, 1½ EL gemahlenen Zimt und 1 TL gemahlene Nelken miteinander mischen.

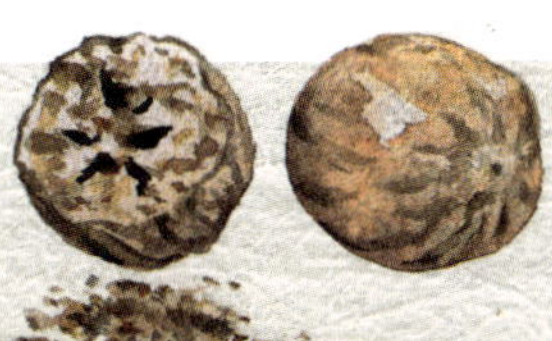

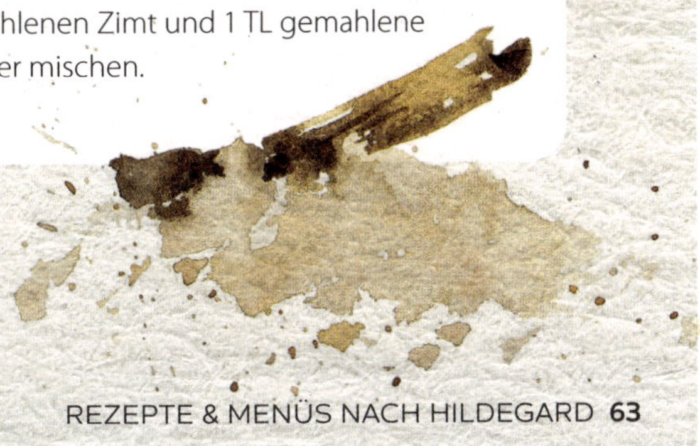

DINKEL-SPINAT-PFANNKUCHEN

100 g **Dinkelmehl**
50 g **Reismehl**
1 Prise **Gomashio**
10 Zweige frische **Petersilie**, gehackt
1 Handvoll frischer **Spinat**, gehackt
50 ml **Dinkelmilch** (oder andere pflanzliche Milch)
1 EL Sonnenblumenöl

Für **4** Personen
Zubereitungszeit: **10 Minuten**
Garzeit: **2–4 Minuten pro Pfannkuchen**

Das Mehl mit dem Gomashio mischen. Petersilie und Spinat zugeben, dann die Milch hinzufügen und alles zu einem cremigen Teig verrühren.
Das Sonnenblumenöl in einer Pfanne erhitzen, so viel Teig hineingeben, dass der Pfannenboden bedeckt ist, und den Pfannkuchen auf jeder Seite 1–2 Minuten backen. Mit den restlichen Pfannkuchen ebenso verfahren.

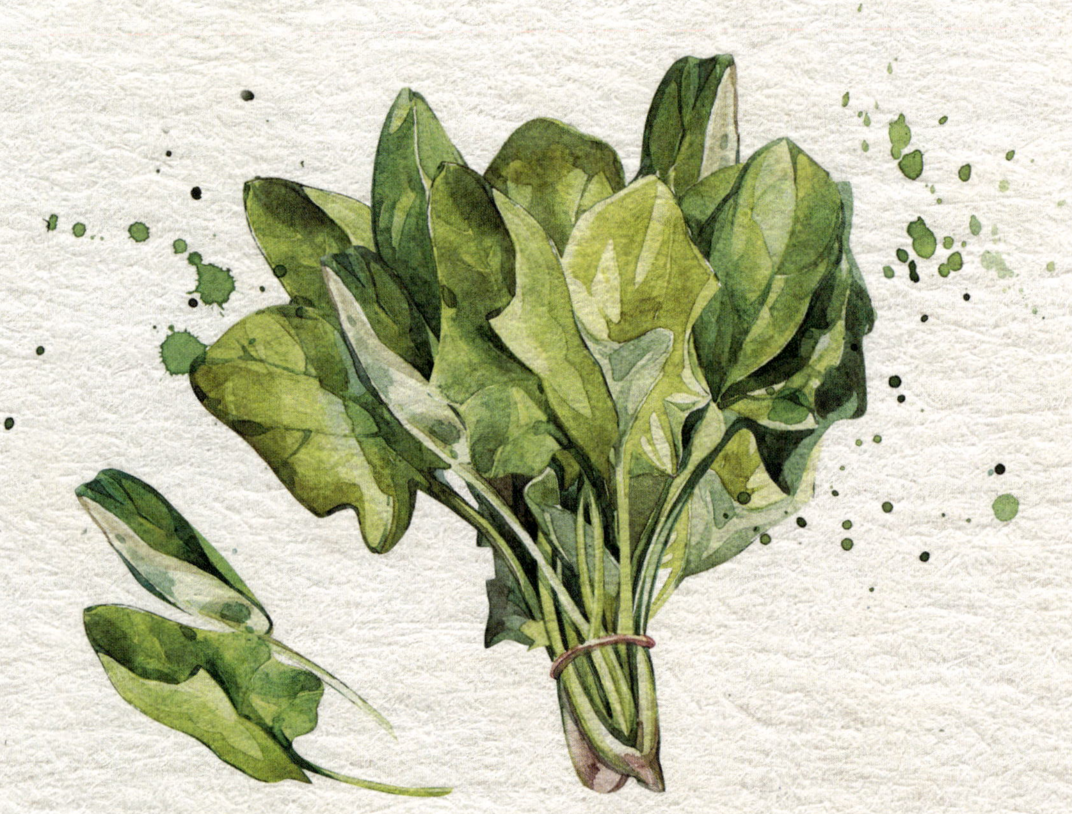

KÜRBIS-KASTANIEN-TARTE

1 **Gartenkürbis**, Fruchtfleisch in kleine Stücke geschnitten
100 g **Esskastanien**, geschält
1 **Zwiebel**, gehackt
3 **Eier**
200 ml **pflanzliche Sahne** (z. B. Mandel- oder Sojasahne)
1 Portion **Teig aus Dinkelmehl** (siehe unten)
100 g **Schafkäse**, zerkrümelt oder gewürfelt

Für **6** Personen
Zubereitungszeit: **20 Minuten**
Gar- und Backzeit: **50 Minuten**

Den Backofen auf 180 °C vorheizen.
Kürbiswürfel, Kastanien und Zwiebel etwa 20 Minuten dampfgaren.
Die Eier mit der Sahne verquirlen.
Den Teig ausrollen, eine Tarteform damit auslegen. Kürbis, Kastanien und Zwiebelwürfel darauf verteilen. Den Schafkäse darüber streuen, dann die Eiersahne darübergießen.
30 Minuten im Ofen backen.

TEIG AUS DINKELMEHL

In einer großen Schüssel 250 g Dinkelmehl mit 100 ml Walnussöl verrühren. 100 ml Wasser zugeben und weiterrühren, dann aus dem Teig eine Kugel formen. 30 Minuten in den Kühlschrank stellen, dann ausrollen. Eine Tarte- oder Pastetenform buttern und mehlen, mit dem Teig auslegen.

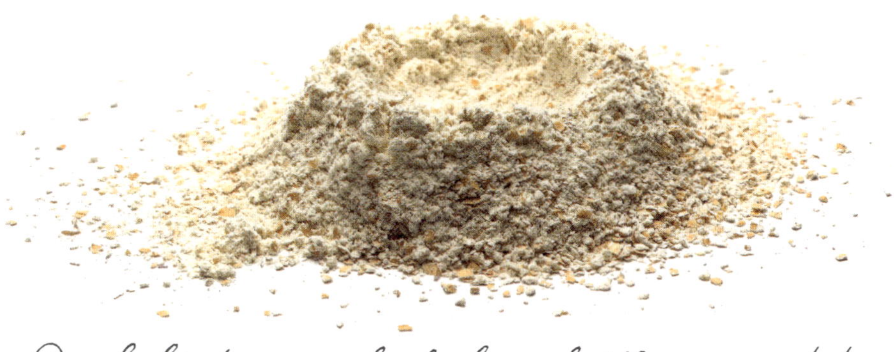

Dinkel ist wasserlöslicher als Weizen und damit für den Körper leichter zu verdauen.

Ein probiotisches Bakterium, das bei der Fermentation von Emmentaler zum Einsatz kommt, verringert Entzündungen und stärkt das Immunsystem.

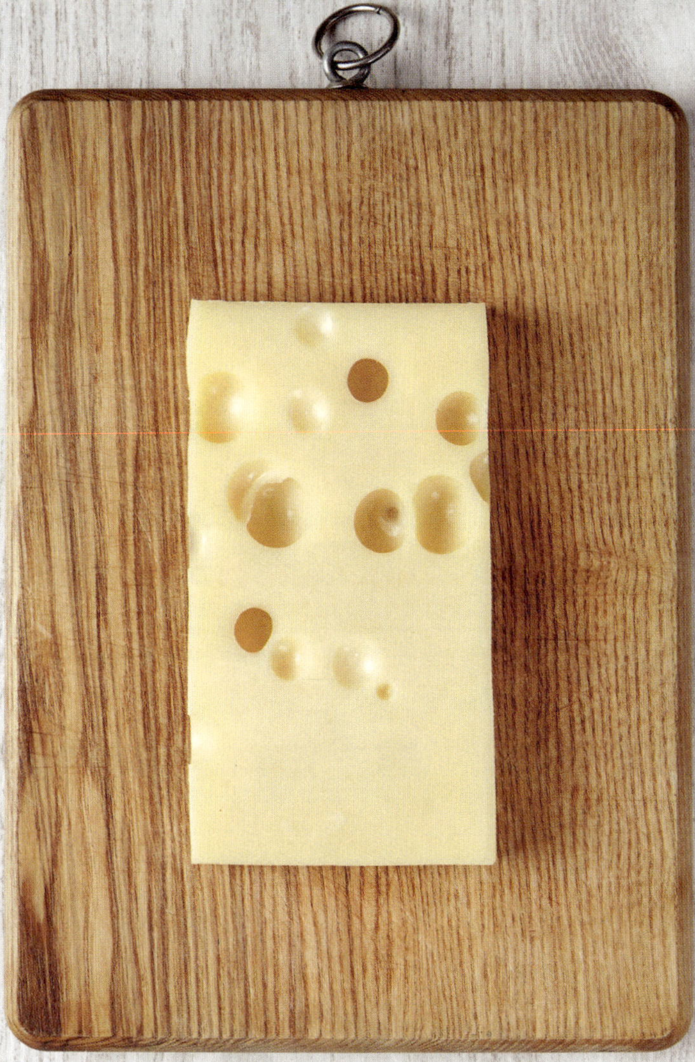

In Emmentaler Käse stecken viel Eiweiß und Calcium.

HERZHAFTER BRENNNESSELKUCHEN

100 g frische junge **Brennnesseltriebe**
1 EL **Sonnenblumenöl**
3 **Eier**, verquirlt
150 g **Dinkelmehl**
1 Päckchen **Trockenhefe**
150 ml **Hafermilch**
100 g **Schafkäse**
½ TL **Gomashio**
1 Prise **gemahlener Muskat**

Für **6** Personen
Zubereitungszeit: **15 Minuten**
Backzeit: **45 Minuten**

Den Backofen auf 180 °C vorheizen.
Die Brennnesseltriebe in Wasser mit einem Schuss Essig waschen, dann trocken tupfen. Im Öl kurz anbraten.
In einer großen Schüssel Eier, Mehl und Hefe vermengen. Hafermilch, Käse, Gomashio, Muskat und Nesseln unterrühren.
Die Mischung in eine gefettete Kuchenform geben und 45 Minuten im Ofen backen.

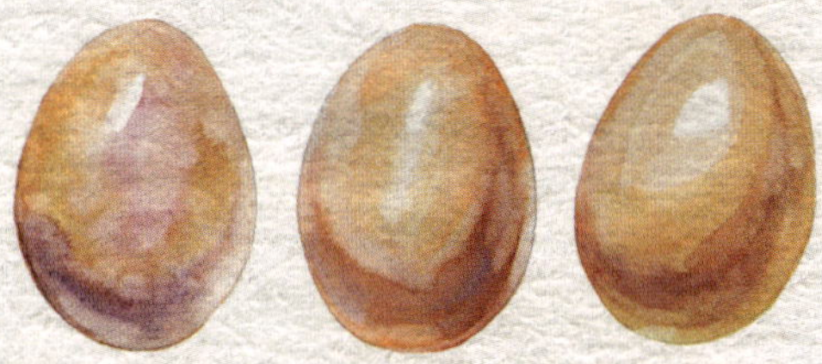

MINI-GEMÜSEAUFLÄUFE

1 EL **Sonnenblumenöl**
3 große **Möhren**
1 **Fenchelknolle**
3 **Eier**
200 ml **pflanzliche Sahne,**
z. B. Reis- oder Mandelsahne
50 g geriebener **Emmentaler**
½ TL **gemahlener Kreuzkümmel**

Für **4** Personen
Zubereitungszeit: **15 Minuten**
Backzeit: **25 Minuten**

Den Backofen auf 180 °C vorheizen.
4 kleine Ramequin-Formen fetten.
Die Möhren schälen und raspeln. Den Fenchel putzen und in sehr dünne Streifen schneiden.
In einer Schüssel die Eier verquirlen; Sahne, Käse und Kreuzkümmel einrühren.
Das Gemüse einrühren. Die Mischung in die Förmchen gießen.
25 Minuten im Ofen backen.
Warm oder kalt genießen. Dazu passt ein einfacher Salat mit Hildegard-Vinaigrette (siehe S. 18).

SCHNELLE MÖHREN-TARTE

500 g fertiger **Bio-Mürbeteig**
5 Bio-**Möhren**
1 EL **Sonnenblumenöl**
500 ml **Reissahne**
250 ml **Kokoscreme**
3 EL **Maismehl**
2 x 200-g-Blöcke **Räuchertofu**, gewürfelt
1 Prise **Gomashio**
Frisch **gemahlener schwarzer Pfeffer**

Für **8** Personen
Zubereitungszeit: **10 Minuten**
Backzeit: **25 Minuten**

Den Backofen auf 180 °C vorheizen.
Den Teig ausrollen, zwei Tarte-Formen damit auslegen und mit einer Gabel einstechen.
Die Möhren waschen und raspeln (mit einer Küchenmaschine dauert das nur wenige Minuten). Einige Minuten im Sonnenblumenöl andünsten.
In einer großen Schüssel Reissahne, Kokoscreme, Tofu, Gomashio und etwas Pfeffer vermengen. Die gedünsteten Möhrenraspel einrühren.
Diese Mischung in die Tarteformen geben und verteilen. 25 Minuten im Ofen backen.

SOBANUDELN MIT FENCHEL & MÖHREN

200 g **Sobanudeln**
1 **Fenchelknolle**
1 **Zwiebel**, fein gehackt
1 **Möhre**, geschält und fein gewürfelt
2 EL **Sonnenblumenöl**
Saft von 1 **Zitrone**
1 Prise **Gomashio**

Für **4** Personen
Zubereitungszeit: **10 Minuten**
Garzeit: **20 Minuten**

Die Nudeln etwa 5 Minuten sprudelnd kochen, dann abgießen.
Den Fenchel fein hacken.
Zwiebel, Möhre und Fenchel etwa 10 Minuten im Sonnenblumenöl andünsten. Gekochte Nudeln, Zitronensaft und Gomashio einrühren. Gut vermengen und sofort servieren.

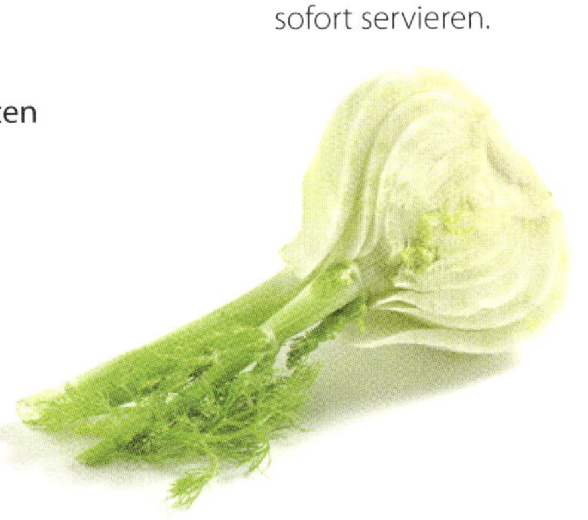

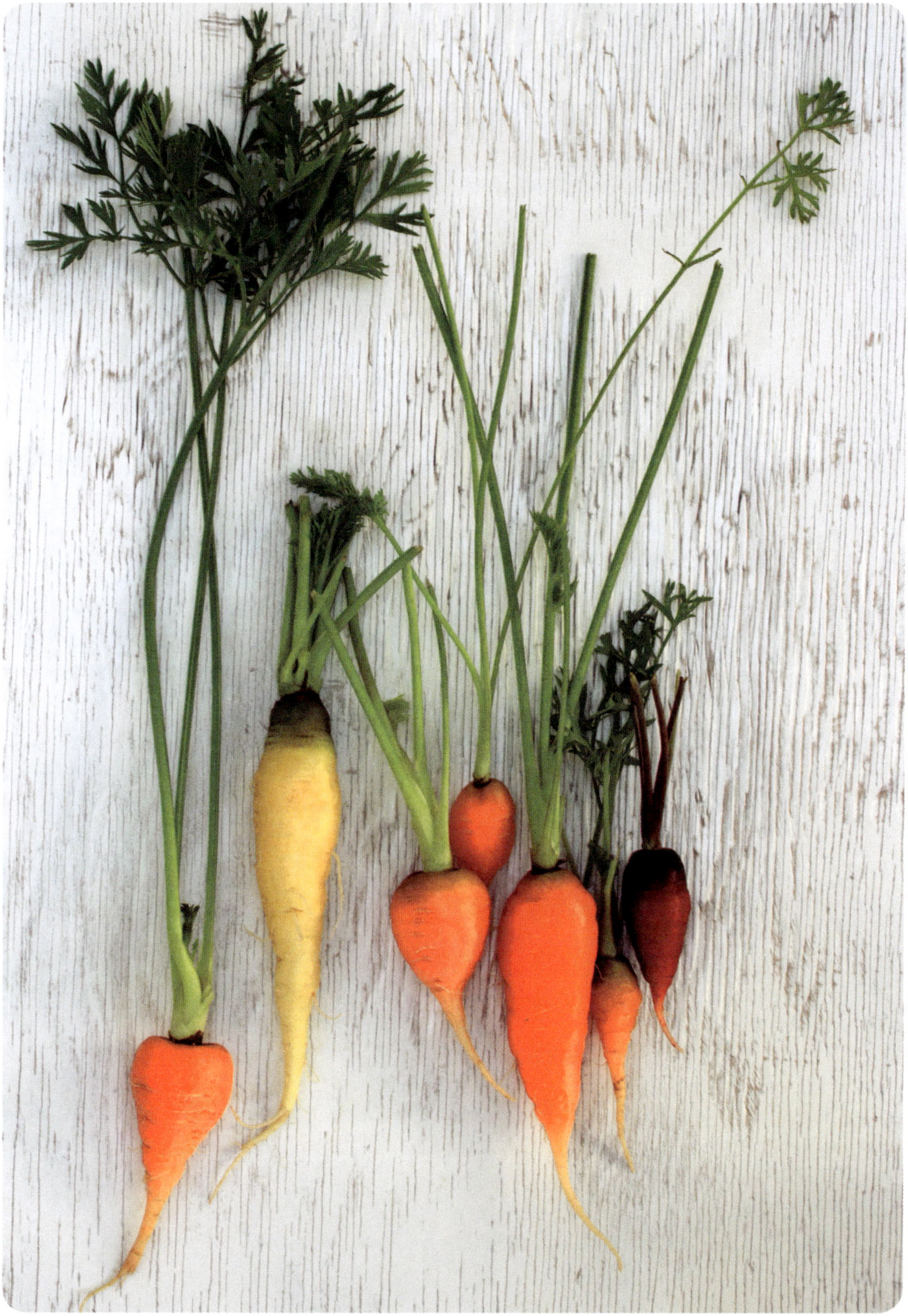

VEGGIE-BOURGUIGNON

2 **Zwiebeln**, fein gehackt
300 g **Möhren**, geschält und gewürfelt
300 g **Speiserüben**, geschält und gewürfelt
2 EL **Sonnenblumenöl**
50 g **Dinkel-** oder **Kichererbsenmehl**
300 ml **Rotwein**
300 ml **Gemüsebrühe**
1 **Bouquet garni** (Thymian und Lorbeerblatt)
350 g **Pilze**
250 g **Seitan** (proteinreicher Fleischersatz aus Weizeneiweiß)

Für **4** Personen
Zubereitungszeit: **15 Minuten**
Garzeit: **1 Stunde 35 Minuten**

In einem gusseisernen Schmortopf Zwiebeln, Möhren und Rüben 5 Minuten im Öl andünsten. Erst das Mehl, dann Wein und Gemüsebrühe einrühren. Das Bouquet garni hinzugeben und alles auf mittlerer Stufe 30 Minuten köcheln lassen. Unterdessen die Pilze säubern und putzen, den Seitan in große Würfel schneiden. Seitan und Pilze in den Topf geben, das Ganze auf niedriger Stufe 1 Stunde schmoren lassen.

Verdauungsfördernd.

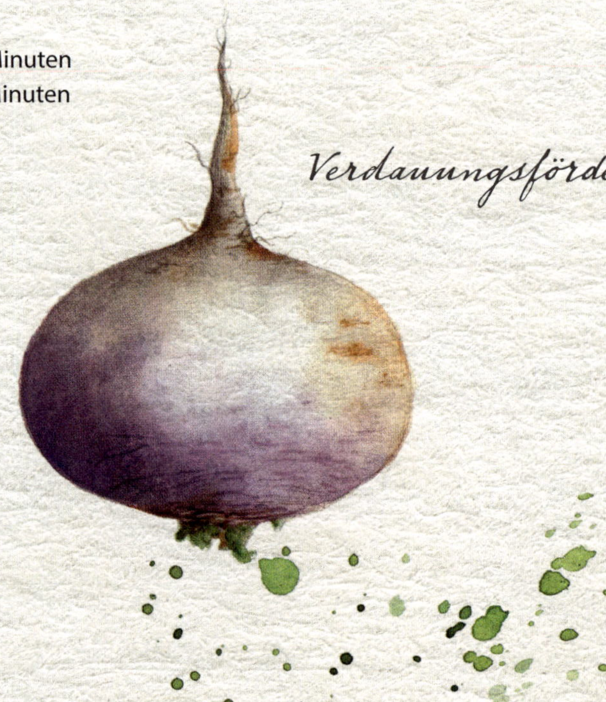

Rüben haben nur wenige Kalorien, dafür aber viele Ballaststoffe.

VEGETARISCHE KICHERERBSEN-TERRINE

500 g gekochte **Kichererbsen**
4 EL **Olivenöl**
4 **Eier,** verquirlt
200 ml **Tomaten-Passata**
2 EL **Dinkelmehl**
2 EL **Tahini**
2 EL gehackte **schwarze Oliven**

Für **4** Personen
Zubereitungszeit: **10 Minuten**
Garzeit: **20 Minuten**

Den Backofen auf 180 °C vorheizen.
Alle Zutaten vermengen, die Mischung in vier kleine Ramequin-Formen gießen.
Im Ofen im Wasserbad etwa 20 Minuten garen.
Die Terrine erkalten lassen, in Scheiben schneiden und auf getoastetem Dinkelbrot servieren.

DINKELMAKKARONI MIT KÄSE

500 g **Dinkelmakkaroni** oder andere Pastaformen
60 g **Butter**
3 EL **Dinkelmehl**
300 ml **Vollmilch**
200 g reifer **Cheddar**, gerieben
1 TL körniger oder milder **Senf**
1 Prise **Kreuzkümmel**
1 TL **Paprikapulver**
115 g **Semmelbrösel**
Ein Stich **Butter**

Für **6** Personen
Zubereitungszeit: **10 Minuten**
Garzeit: **35 Minuten**

Die Makkaroni nach Packungsanweisung kochen.
Den Backofen auf 180 °C vorheizen.
Die Butter in einem Topf zerlassen. Das Mehl einstreuen und 1 Minute rühren. Die Milch unter Rühren nach und nach zugießen, bis die Sauce eindickt.
Vom Herd nehmen, 150 g geriebenen Käse, Senf, Kreuzkümmel und die fertigen Makkaroni einrühren.
Die Mischung in eine ofenfeste Form geben.
Die Semmelbrösel mit dem restlichen Käse und dem Paprikapulver mischen und auf den Auflauf streuen. Die Butter daraufgeben.
Etwa 20 Minuten im Ofen backen.

DINKELBRATLINGE

150 g **Dinkelflocken**
50 g **Hülsenfrüchte-Flocken**
2 EL **Cashewkerne**, gehackt
2 **Eier**, verquirlt
200 g **saisonales Gemüse** (z. B. Rote Bete, Möhren, Kürbis), geraspelt
1 EL **Sonnenblumenöl**
Für die Sauce:
1 **Knoblauchzehe,** zerdrückt
1 Becher **Naturjoghurt**
1 TL fein gehackter **Estragon**

Für **4** Personen **(ergibt 8–12 Bratlinge)**
Zubereitungszeit: **8 Minuten**
Garzeit: **10 Minuten**

In einer großen Schüssel die Flocken mit den Cashewkernen mischen. Die Eier einrühren. Die Mischung etwas ruhen und quellen lassen.
Das geraspelte Gemüse einrühren.
Mit den Händen aus der Mischung Bratlinge formen.
In etwas Öl von jeder Seite einige Minuten vorsichtig braten.
Die Saucenzutaten in einer Schüssel verrühren. Die Bratlinge mit dieser Sauce servieren, begleitet von einem Salat nach Hildegard (siehe S. 18).

GEMÜSEGRATIN DER SAISON

800 g **Hildegard-Gemüse der Saison** (z. B. Süßkartoffeln, Rüben, Kürbis), geschält und gewürfelt
400 ml **Dinkel-**, **Reis-** oder **Hafersahne**
2 EL **Kichererbsenmehl**
100 g **Gruyère**, gerieben
1 Prise **gemahlener Kreuzkümmel**

Für **4** Personen
Zubereitungszeit: **10 Minuten**
Gar- und Backzeit: **35 Minuten**

Den Backofen auf 180 °C vorheizen.
Das Gemüse 10 Minuten dämpfen, dann in eine Auflaufform geben.
In einer Schüssel die Sahne mit Mehl, geriebenem Käse und Kreuzkümmel verrühren, über das Gemüse gießen.
25 Minuten im Ofen backen, bis das Gratin goldgelb ist.

HERBSTLICHER GEMÜSEEINTOPF

2 EL **Sonnenblumenöl**
1 **Zwiebel**, fein gehackt
1 **Butternut-Kürbis**, Fleisch klein gewürfelt
1 **Süßkartoffel**, geschält und gewürfelt
2 **Möhren**, geschält und gewürfelt
1 TL **„Gewürze des Frohsinns"** (siehe S. 63)
150 ml **Gemüsebrühe**
1 TL **Flohsamen**

Für **4** Personen
Zubereitungszeit: **15 Minuten**
Garzeit: **25 Minuten**

Das Öl in einem großen Topf erhitzen; Zwiebel, Kürbis, Süßkartoffel und Möhren darin auf niedriger Stufe 5 Minuten andünsten. Gewürzmischung und Brühe hinzugeben und das Ganze auf niedriger Stufe etwa 20 Minuten köcheln lassen.
Die Flohsamen kurz vor dem Servieren hinzugeben.

Kürbisse haben wenig Fett, aber viele Ballaststoffe.

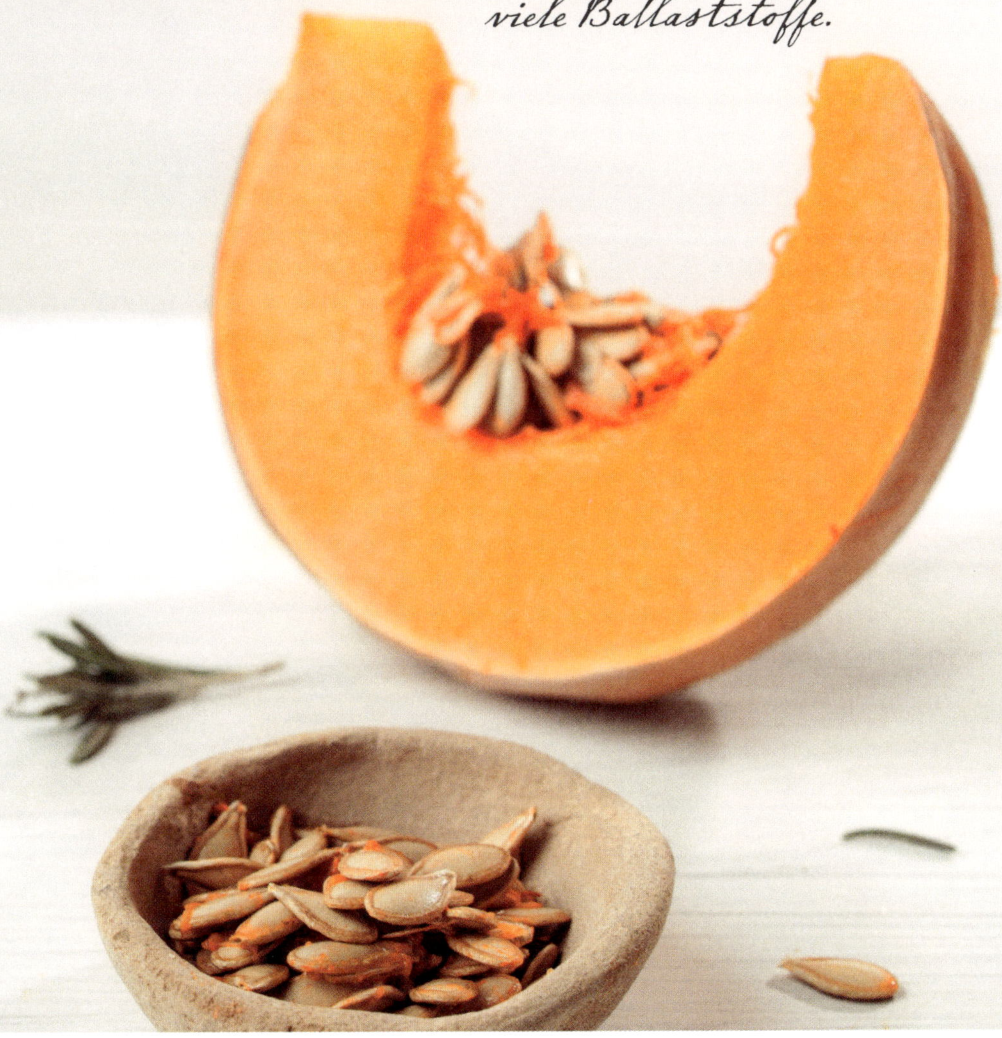

FREUDENKEKSE

90 g **Butter**
250 g **Dinkelmehl**
125 g **brauner Zucker**
1½ EL **gemahlener Zimt**
1½ EL **gemahlene Nelken**
1½ EL **gemahlener Muskat**
1 Prise **Salz**
2 **Eier**, verquirlt

Ergibt **etwa 20 Kekse**
Zubereitungszeit: **10 Minuten**
Backzeit: **15–20 Minuten**

Den Backofen auf 180 °C vorheizen. Ein Backblech mit Backpapier auslegen.
Die Butter schmelzen. Mehl, Zucker, Gewürze, Salz und Eier hinzugeben. Gut verrühren, bis ein glatter Teig entsteht.
Den Teig ausrollen und mit einem Plätzchenausstecher Kekse ausstechen.
Die Kekse auf das Backblech legen und 15–20 Minuten im Ofen backen.

Enthält Hildegards Lieblingsgewürze.

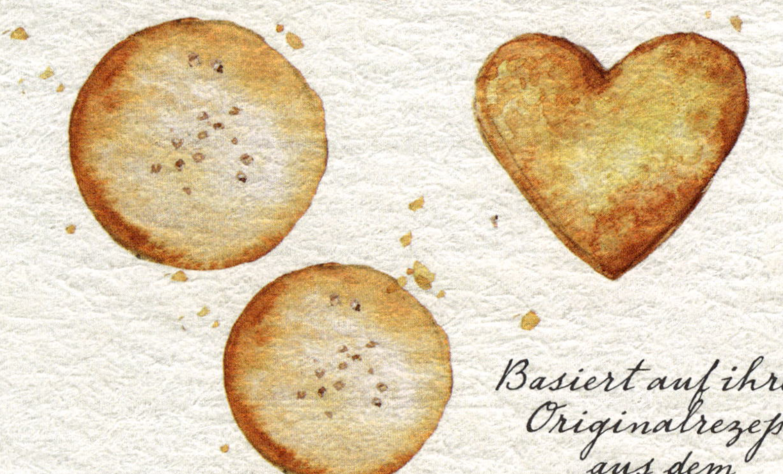

Basiert auf ihrem Originalrezept aus dem 12. Jahrhundert.

KOKOS-MANDEL-DESSERT

500 ml **Kokosmilch**
5 EL **Mandelsahne**
4 EL **Agavendicksaft**
1 gestrichener TL **Agar-Agar**

Für **4** Personen
Zubereitungszeit: **10 Minuten**
Garzeit: **5 Minuten**
Kühlzeit: **1–2 Stunden**

In einem Topf Kokosmilch, Mandelsahne und Agavendicksaft zu einer glatten Masse verschlagen (sehr gründlich, da die Mandelsahne dazu neigt, Klümpchen zu bilden). Zum Kochen bringen, dann den Herd sofort etwas herunterschalten, das Agar-Agar einstreuen und die Mischung 2–3 Minuten stetig mit dem Schneebesen rühren.
Die eingedickte Creme in kleine Förmchen oder eine kleine Schale gießen und leicht abkühlen lassen.
1–2 Stunden abgedeckt in den Kühlschrank stellen, damit das Dessert keine Kühlschrankgerüche annimmt.

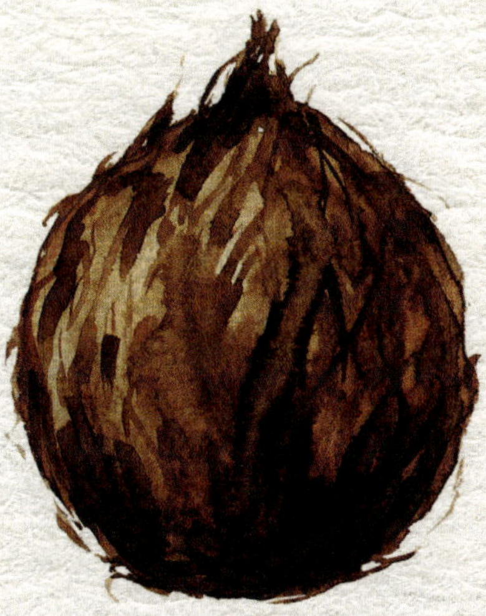

Kokosmilch ist laktosefrei.

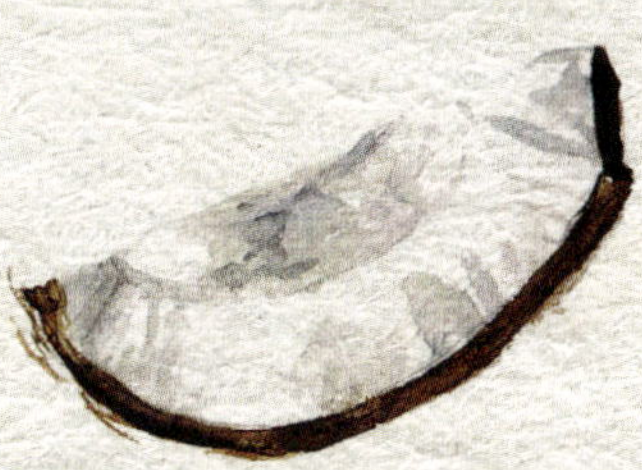

BLAUBEERMUFFINS

200 g **Dinkelmehl**
1 TL **Backpulver**
1 Prise **„Gewürze des Frohsinns“**
(siehe S. 63)
4 EL **Sonnenblumenöl**
125 ml **Hafermilch**
150 g frische **Blaubeeren**

Für **6** Personen
Zubereitungszeit: **10 Minuten**
Backzeit: **15 Minuten**

Den Backofen auf 160° C vorheizen. Ein Muffinblech einfetten.
Mehl, Backpulver und Gewürze in einer großen Schüssel vermischen. Unter Rühren nach und nach das Sonnenblumenöl, dann die Hafermilch hinzugeben.
Die Mulden des Muffinblechs jeweils zu drei Vierteln mit Teig füllen, dann jeweils einige Blaubeeren daraufgeben und leicht in den Teig drücken.
Etwa 15 Minuten im Ofen backen.

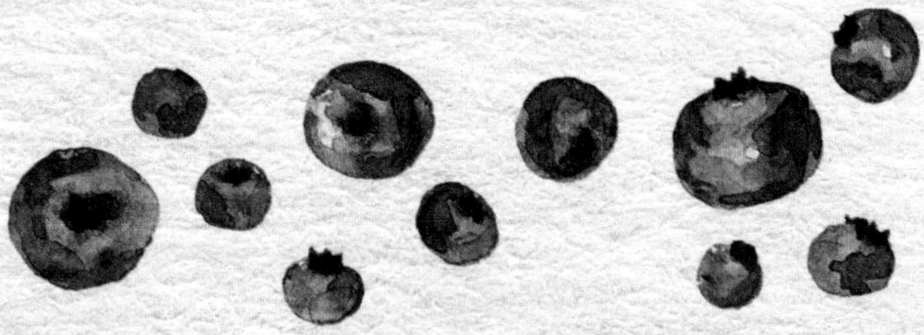

MANDEL-KÜRBIS-KUCHEN

1 Stich **Butter** (für die Form)
150 g **Dinkelmehl** (+ 1 EL für die Form)
200 g **Kürbisfruchtfleisch**, gewürfelt
100 g **gemahlene Mandeln**
50 g **Dinkelkeime** (oder Weizenkeime)
50 g unraffinierter **brauner Zucker**
1 Päckchen **Trockenhefe**
1 Prise **Salz**
2 **Eier**, verquirlt
100 ml **Dinkelmilch**
70 g **Sonnenblumenkerne**

Für **8–10** Personen
Zubereitungszeit: **20 Minuten**
Gar- und Backzeit: **50 Minuten**

Den Backofen auf 160° C vorheizen. Eine Kuchenform mit 30 cm Durchmesser einfetten und bemehlen.
Die Kürbiswürfel 15 Minuten dämpfen. Abkühlen lassen und zermusen.
In einer großen Schüssel Mehl, gemahlene Mandeln, Dinkel- oder Weizenkeime, Zucker, Hefe und Salz mischen.
Eier, Dinkelmilch, Kürbismus und 25 g Sonnenblumenkerne hinzugeben und alles verrühren.
Den Teig in die Kuchenform füllen, mit den restlichen Sonnenblumenkernen bestreuen. 35 Minuten im Ofen backen. In der Form auskühlen lassen, erst dann stürzen.

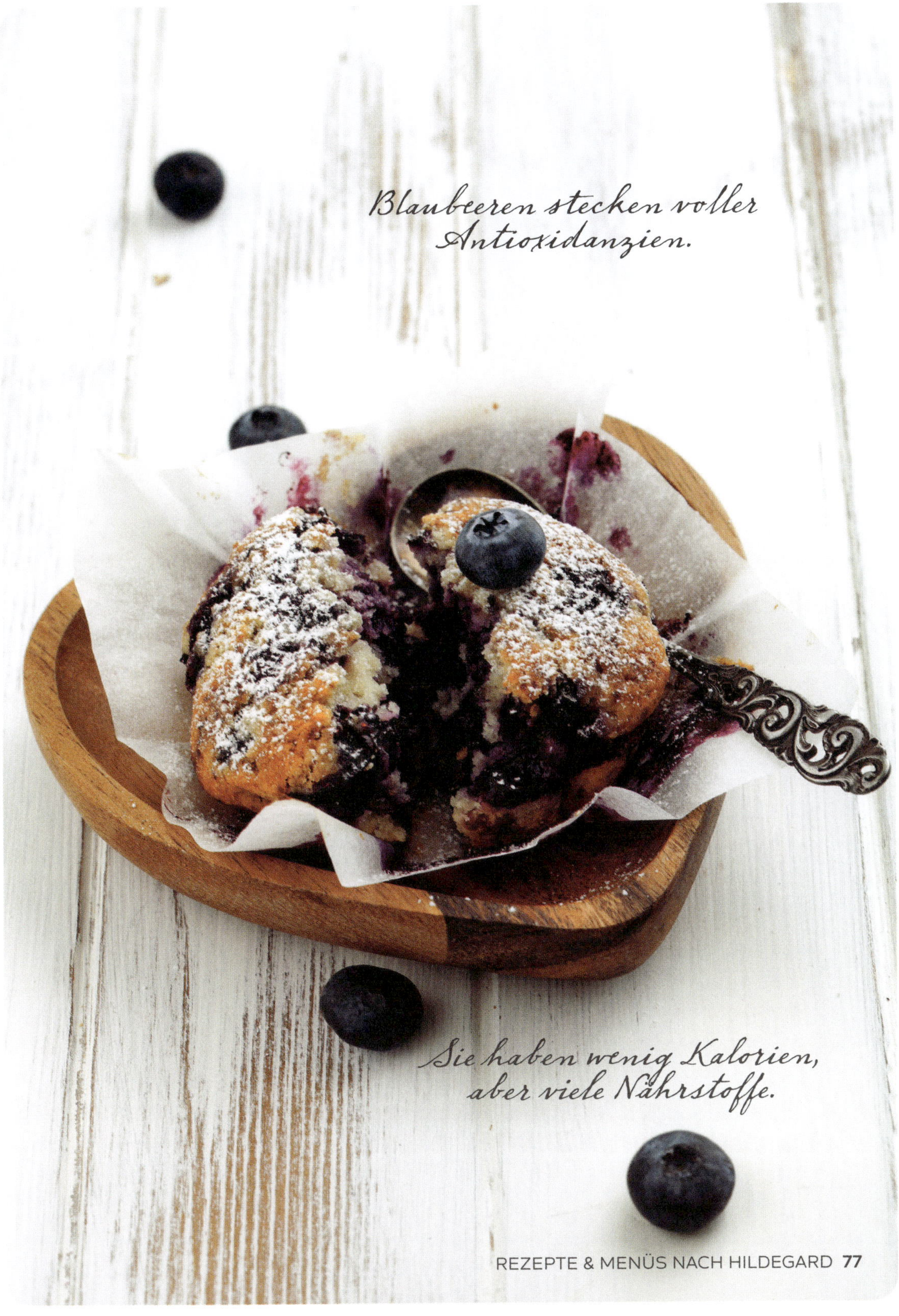

Blaubeeren stecken voller Antioxidanzien.

Sie haben wenig Kalorien, aber viele Nährstoffe.

BIRNEN-CRUMBLE

4 **Birnen**, geschält, entkernt, gewürfelt
2 TL **„Gewürze des Frohsinns“** (siehe S. 63)
200 g **Dinkelmehl**
200 g unraffinierter **Rohrzucker**
200 g **Pflanzenmargarine**

Für **4** Personen
Zubereitungszeit: **10 Minuten**
Gar- und Backzeit: **35 Minuten**

Den Backofen auf 180°C vorheizen.
Die Birnen mit der Gewürzmischung auf niedriger Stufe etwa 15 Minuten köcheln lassen.
Das Mehl in eine große Schüssel sieben, Zucker und Margarine zugeben und mit den Fingerspitzen einarbeiten, bis die Mischung eine sandähnliche Konsistenz bekommt.
Die Birnen in eine ofenfeste Form geben, die Crumble-Streusel darauf verteilen.
20 Minuten im Ofen backen.

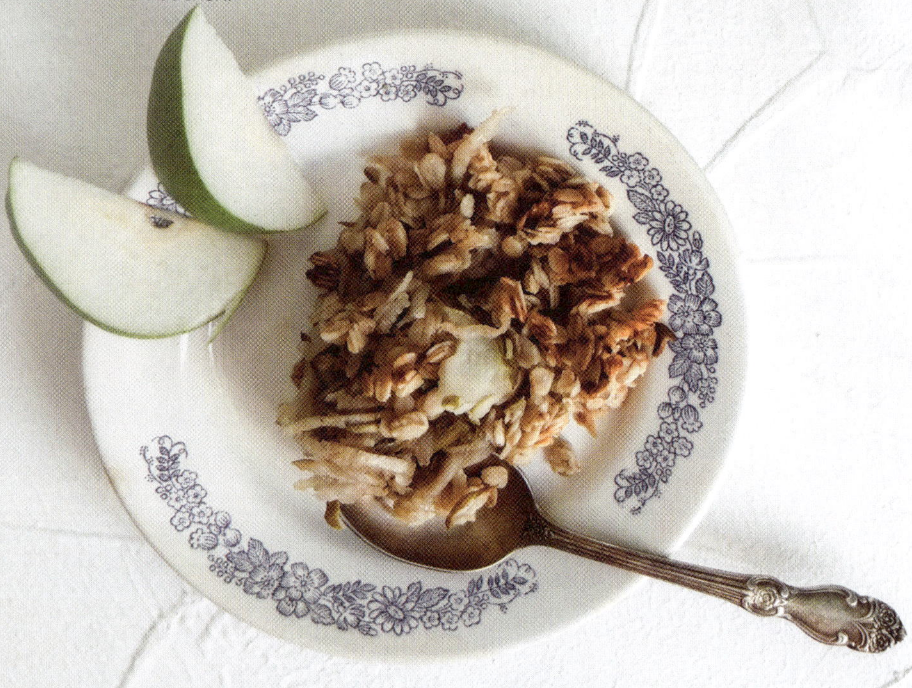

DINKEL-MANDEL-CREME

300 ml **Dinkelmilch**
200 ml **Mandelmilch**
½ TL **Agar-Agar-Pulver**
2 EL **Mandelbutter**

Für **4** Personen
Zubereitungszeit: **5 Minuten**
Garzeit: **10 Minuten**
Kühlzeit: **2 Stunden**

Dinkel- und Mandelmilch in einem Topf auf niedriger Stufe erhitzen.
Sobald die Flüssigkeit lauwarm ist, das Agar-Agar einstreuen, alles zum Kochen bringen und 2 Minuten kochen lassen.
Den Topf vom Herd nehmen, die Mandelbutter einrühren. Die Creme in vier kleine Förmchen gießen und abkühlen lassen.
Vor dem Servieren 2 Stunden in den Kühlschrank stellen.

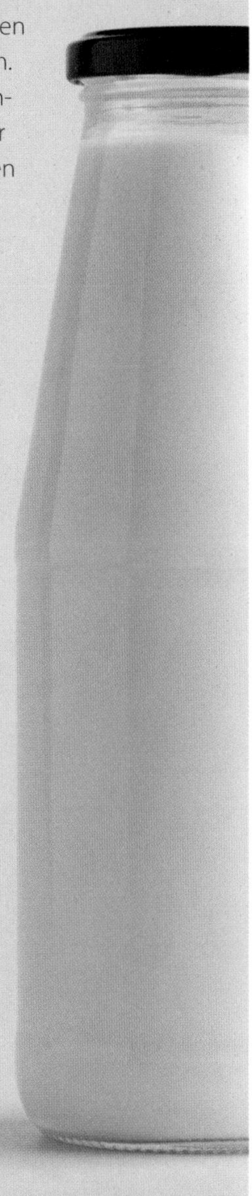

DINKELGRIESSPUDDING

50 g **Rosinen**
500 ml **Mandelmilch**
1 EL **Mandelbutter**
1 EL **Agavendicksaft**
100 g **Dinkelgrieß**

Für **4** Personen
Zubereitungszeit: **5 Minuten**
Garzeit: **5–10 Minuten**
Einweichzeit: **über Nacht**
Kühlzeit: **3 Stunden**

Die Rosinen über Nacht in einer Schüssel mit Wasser einweichen.
Am nächsten Tag Mandelmilch, Mandelbutter und Agavendicksaft in einen Topf geben. Zum Kochen bringen; darauf achten, dass die Milch nicht überkocht.
Die Rosinen abtropfen lassen und zusammen mit dem Grieß in den Topf geben. 5–10 Minuten unter ständigem Rühren köcheln lassen, bis die Mischung die gewünschte Konsistenz erreicht hat.
Den Grießpudding in vier kleine Förmchen oder eine kleine Schale gießen. Abkühlen lassen; vor dem Servieren mindestens 3 Stunden in den Kühlschrank stellen.

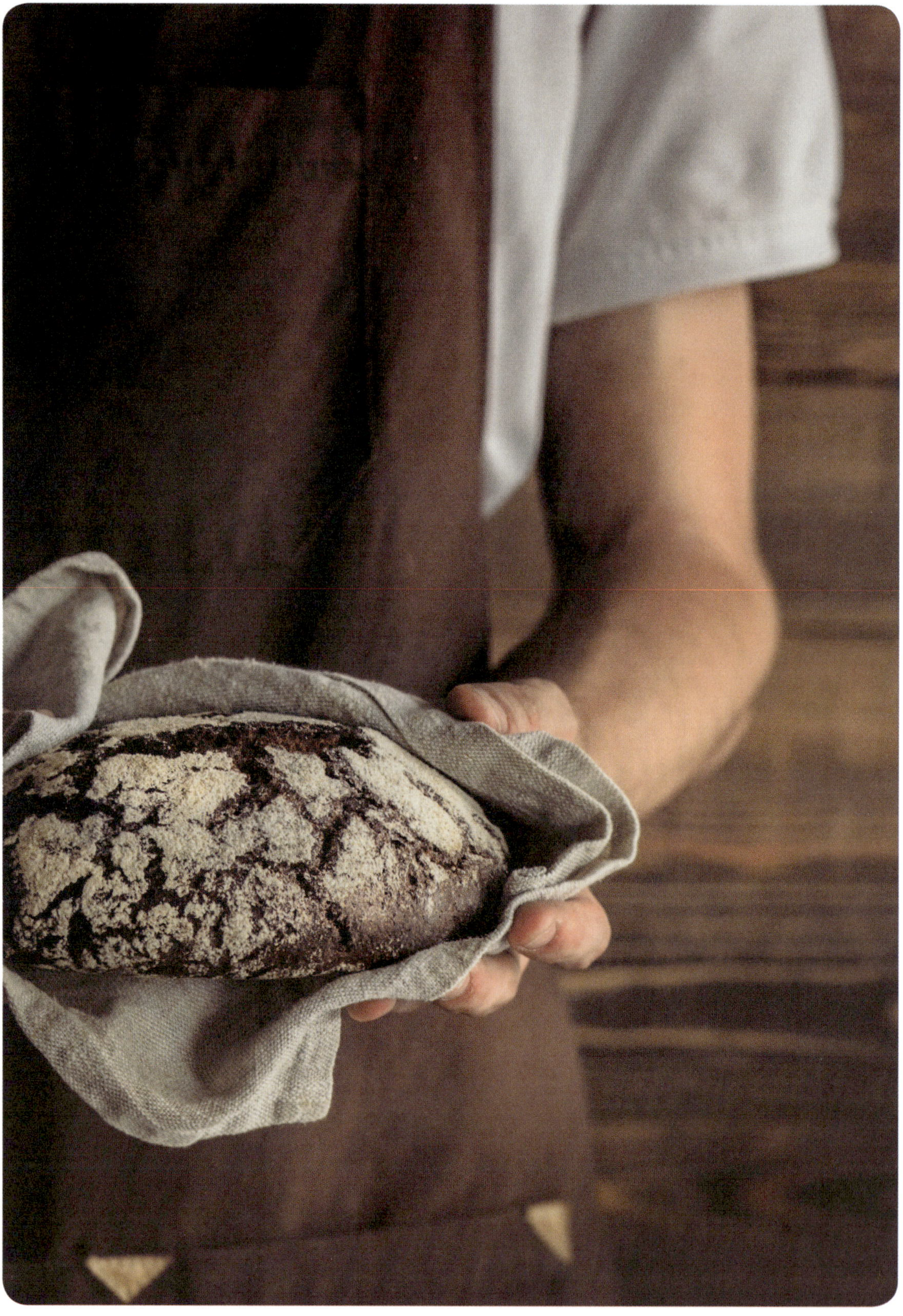

BROT

BRAUNES DINKELBROT (handgeknetet)

1 kg Bio-**Dinkelvollkornmehl**
50 g **Dinkelhefe**
1 TL **Salz**
750 ml **warmes Wasser**

Ergibt: **1 Laib Brot**
Zubereitungszeit: **10 Minuten**
Ruhezeit: **3 Stunden**
Backzeit: **1 Stunde**

Das Mehl in eine Schüssel geben; Hefe, Salz und Wasser hinzugeben; 10 Minuten kneten. Eine Backform mit Backpapier auslegen. Den Teig in die Form geben und 3 Stunden bei Zimmertemperatur aufgehen lassen.
Den Backofen auf 240° C vorheizen.
Das Brot 15 Minuten im Ofen backen, dann die Temperatur auf 180° C herunterschalten und das Brot weitere 45 Minuten backen.
Das Brot aus der Form stürzen und abkühlen lassen, danach in ein Küchenhandtuch wickeln. Es hält sich mindestens 5 Tage.

VOLLKORN-DINKELBROT (aus dem Brotbackautomaten)

1 kg Bio-**Dinkelvollkornmehl**
1 EL **Dinkelhefe**
1 TL **Salz**
300 ml **warmes Wasser**
1 EL **Öl** oder ein Stich Butter (optional)

Ergibt: **1 Laib Brot**
Zubereitungszeit: **5 Minuten**
Backzeit: **3–3½ Stunden**

Alle Teigzutaten in die Schüssel des Backautomaten geben (für die Reihenfolge die Gebrauchsanweisung des Automaten beachten).
Den Backautomaten auf das 3- oder 3½-stündige Backprogramm einstellen.

SANDWICHBROT (aus dem Brotbackautomaten)

500 g **Dinkelflocken**
1 EL **Dinkelhefe**
1 TL **Salz**
400 ml **Dinkelmilch**

Ergibt: **1 Laib Brot**
Zubereitungszeit: **5 Minuten**
Backzeit: **3–3½ Stunden**

Alle Teigzutaten in die Schüssel des Backautomaten geben (für die Reihenfolge die Gebrauchsanweisung des Automaten beachten).
Den Backautomaten auf das 3- oder 3½-stündige Backprogramm einstellen.

MENÜS NACH HILDEGARD

So bringen Sie einen Lebensstil nach Hildegard in den Alltag: mit Menüideen für den ganzen Tag und die ganze Woche! (Rezepte finden Sie auf den Seiten 58–81; Salat und Vinaigrette nach Hildegard auf Seite 18.)

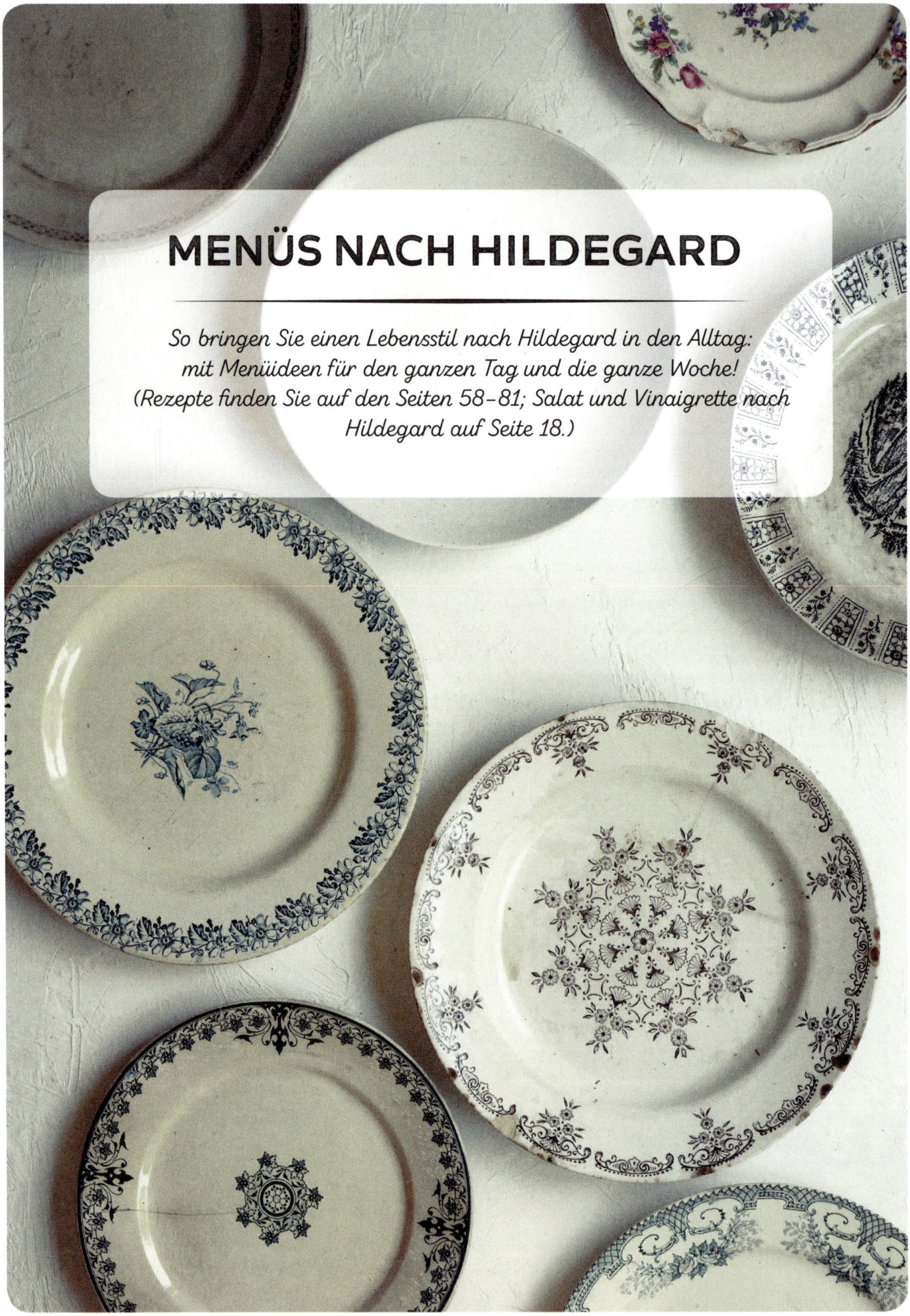

FAMILIENMENÜS NACH HILDEGARD FÜR DIE GANZE WOCHE

Montag

FRÜHSTÜCK
Fencheltee
Geröstetes Müsli nach Hildegard

MITTAGESSEN
Veggie-Bourguignon mit Dinkelkörnern
Salat nach Hildegard
Schafmilchjoghurt

ABENDESSEN
Fenchelsuppe
Dinkelmakkaroni mit Käse
Salat nach Hildegard
Kokos-Mandel-Dessert

Dienstag

FRÜHSTÜCK
Hagebuttentee
Dinkel-Kürbis-Mandel-Schnitten

MITTAGESSEN
Sobanudeln mit Fenchel & Möhren
Salat nach Hildegard
Obstkompott

ABENDESSEN
Gemüsegratin der Saison
Salat nach Hildegard
Schafmilchjoghurt

Mittwoch

FRÜHSTÜCK
Blaubeertee
Dinkelporridge (Habermus)

MITTAGESSEN
Kürbis-Kastanien-Tarte
Salat nach Hildegard
Birnen-Crumble

ABENDESSEN
Herbstlicher Gemüseeintopf
Salat nach Hildegard
Blaubeermuffins

Donnerstag

FRÜHSTÜCK
Hagebuttentee
Braunes Dinkelbrot mit Mandelbutter

MITTAGESSEN
Brennnesselcremesuppe
Schnelle Möhren-Tarte
Salat nach Hildegard
Schafmilchjoghurt

ABENDESSEN
Dinkelbratlinge
Salat nach Hildegard
Dinkel-Mandel-Creme

Freitag

FRÜHSTÜCK

Blaubeertee

Grün-rote Açai-Bowl mit braunem Dinkelbrot

MITTAGESSEN

Dinkelmakkaroni mit Käse

Salat nach Hildegard

Schafmilchjoghurt

ABENDESSEN

Dinkel-Spinat-Pfannkuchen

Salat nach Hildegard

Dinkelgrießpudding

Samstag

FRÜHSTÜCK

Fencheltee

Dinkelporridge (Habermus)

MITTAGESSEN

Mini-Gemüseaufläufe

Salat nach Hildegard

Dinkel-Mandel-Creme

ABENDESSEN

Fenchelsuppe mit Herzhaftem

Brennnesselkuchen

Kürbis-Kastanien-Tarte

Schafmilchjoghurt

Sonntag

FRÜHSTÜCK

Blaubeertee

Mandel-Kürbis-Kuchen

MITTAGESSEN

Radieschencreme

Braunes Dinkelbrot

Vegetarische Kichererbsen-Terrine

Schafmilchjoghurt

ABENDESSEN

Pikant geröstete Mandeln

Dinkel-Tabbouleh mit Ziegenkäse

Blaubeermuffins

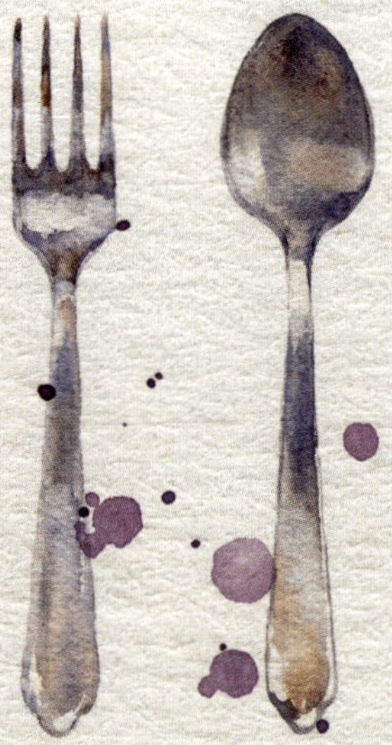

1-PERSONEN-MENÜS NACH HILDEGARD FÜR DIE GANZE WOCHE

(Manche Rezepte können Sie herunterrechnen; die meisten Reste lassen sich gut einfrieren.)

Montag

FRÜHSTÜCK
Minztee
Dinkelporridge (Habermus)

MITTAGESSEN
Fenchelsuppe
Dinkelnudeln mit Gemüse nach Hildegard
Braunes Dinkelbrot
Apfelkompott (ohne Extra-Zucker)

ABENDESSEN
Herbstlicher Gemüseeintopf
Salat nach Hildegard
Dinkel-Mandel-Creme

Dienstag

FRÜHSTÜCK
Blaubeertee
Grün-rote Açai-Bowl

MITTAGESSEN
Brennnesselcremesuppe
Mandel-Kürbis-Kuchen mit Ziegenkäse
Salat nach Hildegard
Blaubeermuffin

ABENDESSEN
Kürbis-Kastanien-Tarte
Salat nach Hildegard
Apfelkompott (ohne Extra-Zucker)

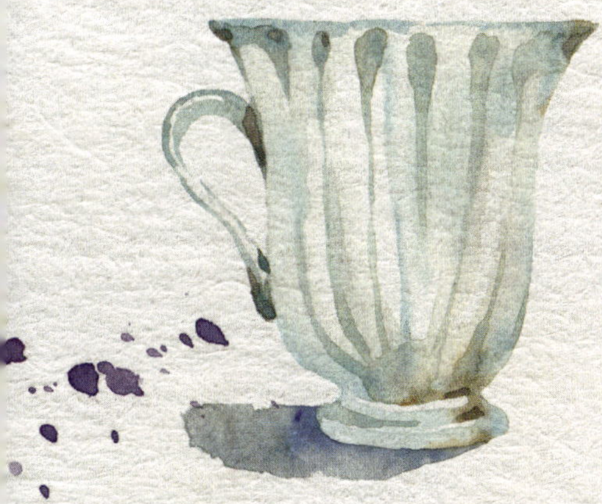

Mittwoch

FRÜHSTÜCK
Thymiantee
Geröstetes Müsli nach Hildegard

MITTAGESSEN
Dinkel-Spinat-Pfannkuchen
Salat nach Hildegard
Dinkel-Mandel-Creme

ABENDESSEN
Gemüsegratin der Saison
Salat nach Hildegard
Schafmilchjoghurt

Donnerstag

FRÜHSTÜCK

Minztee

Dinkelporridge (Habermus)

MITTAGESSEN

Gemüsesticks

Sobanudeln mit Fenchel & Möhren

Salat nach Hildegard

Dinkelgrießbrei

ABENDESSEN

Herzhafter Brennnesselkuchen

Salat nach Hildegard mit Ziegenkäse

Apfelkompott (ohne Extra-Zucker)

Freitag

FRÜHSTÜCK

Blaubeertee

Grün-rote Açai-Bowl

MITTAGESSEN

Dinkelbratlinge

Salat nach Hildegard

Kokos-Mandel-Dessert

ABENDESSEN

Schnelle Möhren-Tarte

Salat nach Hildegard

Schafmilchjoghurt

Samstag

FRÜHSTÜCK

Thymiantee

Dinkelporridge (Habermus)

MITTAGESSEN

Brennnesselcremesuppe

Vegetarische Kichererbsen-Terrine

Dinkel-Mandel-Creme

ABENDESSEN

Veggie-Bourguignon

Salat nach Hildegard

Blaubeermuffin

Sonntag

FRÜHSTÜCK

Blaubeertee

Freudenkekse

MITTAGESSEN

Gemüsesticks

Herzhafter Brennnesselkuchen

Salat nach Hildegard mit Ziegenkäse

Birnen-Crumble

ABENDESSEN

Herbstlicher Gemüseeintopf mit Dinkelkörnern

Salat nach Hildegard

Dinkelgrießpudding

FESTLICHES MENÜ NACH HILDEGARD

FRÜHSTÜCK

Kräutertee nach Wahl

Geröstetes Müsli nach Hildegard mit pflanzlicher Milch

MITTAGESSEN

Radieschencreme auf Braunem Dinkelbrot

Veggie-Bourguignon

Salat nach Hildegard

Blaubeermuffins

ABENDESSEN

Pikant geröstete Mandeln

Kürbis-Kastanien-Tarte

Salat nach Hildegard

Freudenkekse

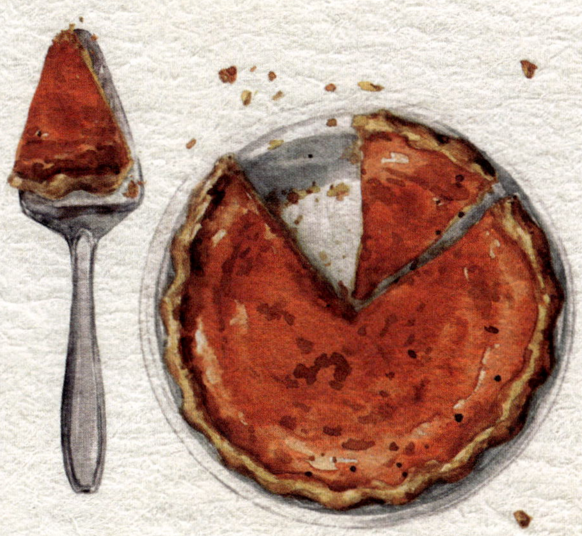

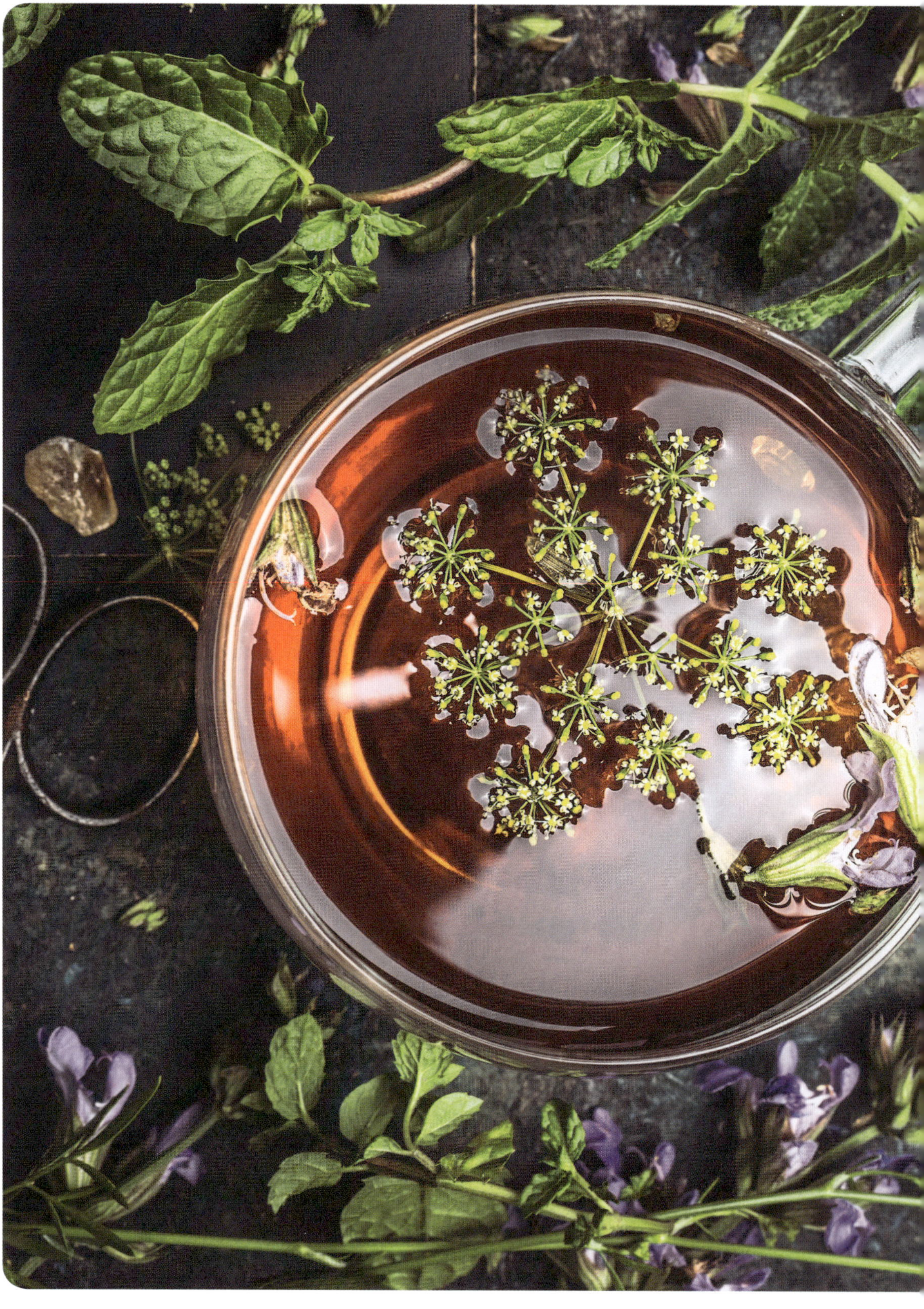

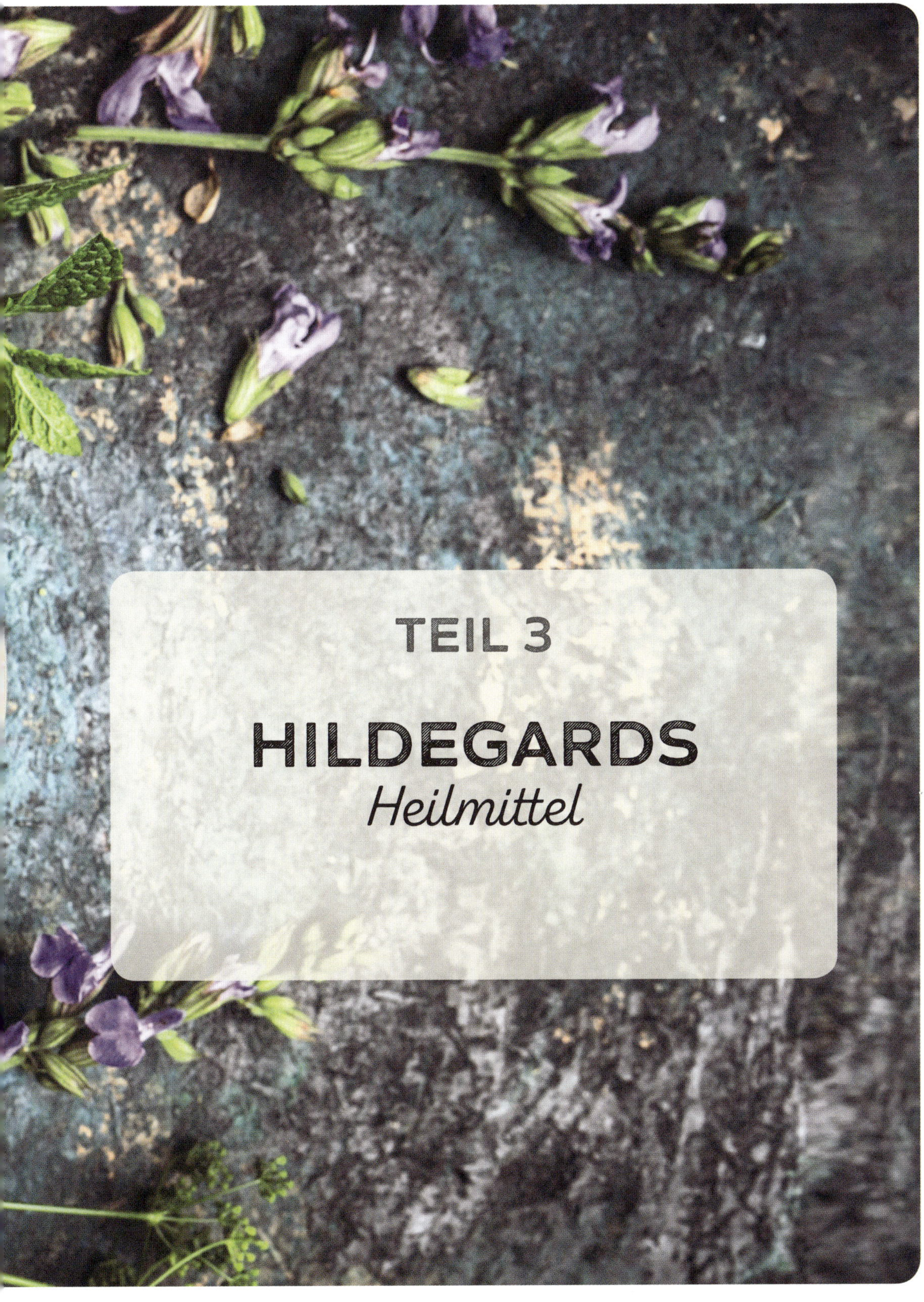

TEIL 3

HILDEGARDS
Heilmittel

Das Hildegard-Fasten

Laut Hildegard ist Fasten für alle Menschen geeignet, besonders aber für die Gesunden. Ihre Fastenmethode lässt sich leicht anwenden. Sie müssen Ihrem Körper dabei nicht jegliche Nahrung vorenthalten, und Sie werden auch keine Heißhungerattacken oder Mangelerscheinungen bekommen.

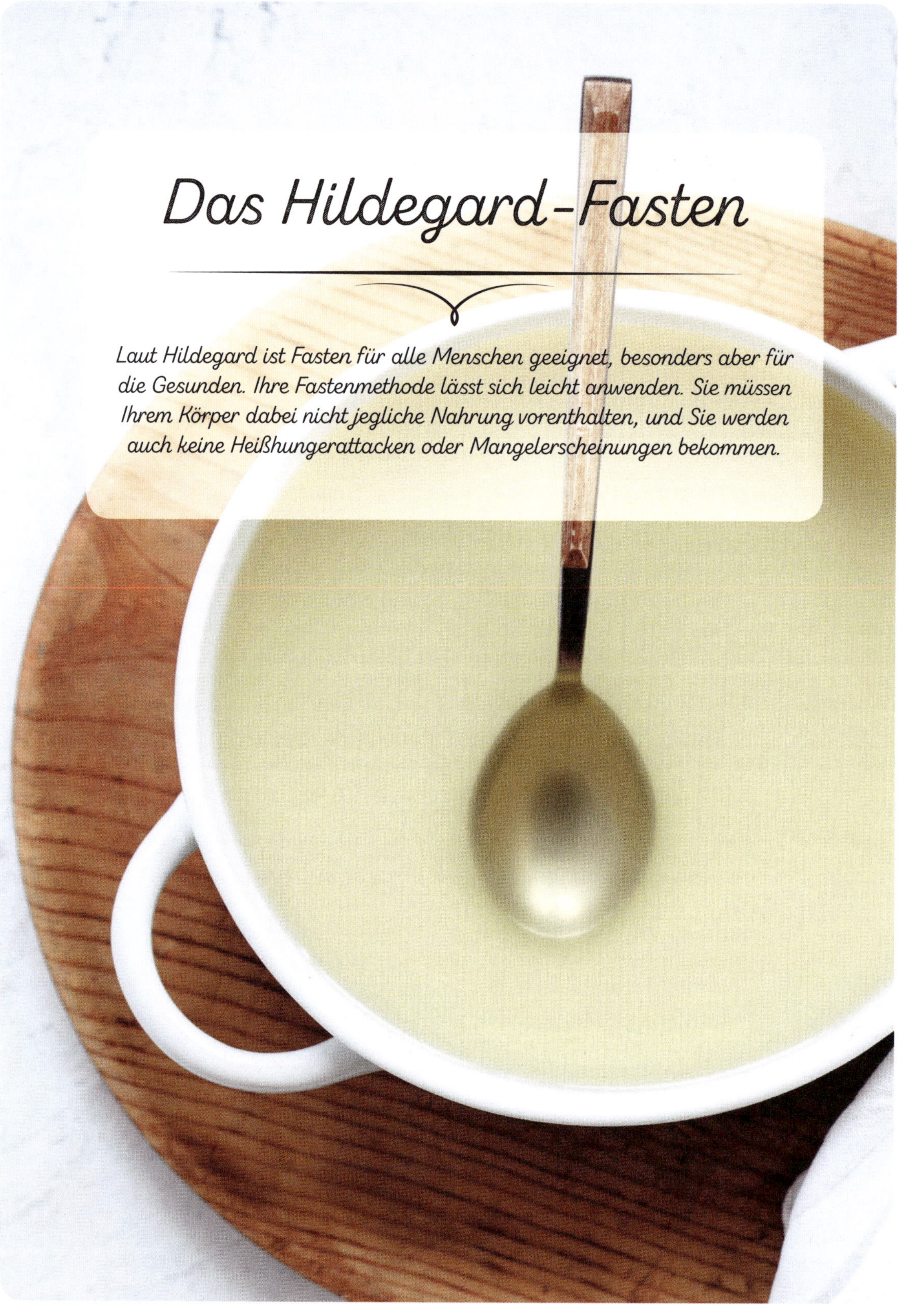

WARUM FASTEN?

Allgemein gilt eine einwöchige Fastenkur als vorbeugende Maßnahme: Giftstoffe sollen daran gehindert werden, sich im Körper anzureichern. Länger andauerndes Fasten trägt bei chronischen Krankheiten wie Rheuma zur Heilung bei. Wichtig ist, langsam zu beginnen.

WIE UND WANN?

Das Hildegard-Fasten ist eine sanfte Fastenmethode; es wird dabei nicht komplett auf Nahrung verzichtet. Im Zentrum stehen einige gesunde Nahrungsmittel, darunter natürlich Dinkel und Gemüse, die in kleinen Mengen verzehrt werden.

Das Hildegard-Fasten können Sie auf verschiedene Weise durchführen:

- **Einen Tag die Woche** Ähnlich wie beim Intervallfasten wechseln sich Phasen, in denen gegessen wird, mit Fastenphasen ab.
- **Über einen längeren Zeitraum** Drei Tage, eine Woche oder länger.
- **Planen Sie für den Anfang einen Fastentag in der Woche ein** Zum Beispiel sonntags, wenn Sie Zeit haben, begleitend spazierenzugehen oder zu meditieren. Sie werden rasch merken, wie gut das tut, und nicht aufhören wollen. Bleiben Sie ein ganzes Jahr bei diesem Fastentag, haben Sie am Ende fast zwei Monate gefastet! Sobald Sie sich an einen Fastentag pro Woche gewöhnt haben, können Sie sich an eine längere Fastenzeit wagen – anfangs drei Tage, dann eine Woche – zum Beispiel, um Ihre Batterien wieder aufzuladen, wenn Sie müde sind oder sich die Jahreszeit ändert.

AUF WAS SIE ACHTEN SOLLTEN

- **Viel trinken** Während des gesamten Fastens ausreichend Flüssigkeit trinken, am besten Wasser und Kräutertees (natürlich keine zuckerhaltigen Getränke!) Dies ist die wichtigste Gewohnheit, die Sie sich aneignen sollten.
- **Langsam beginnen** Planen Sie nicht gleich eine dreitägige Fastenkur, wenn Sie noch nie gefastet haben. Für Einsteiger kann Intervallfasten ein guter Anfang sein. Fasten Sie einen Tag die Woche und wiederholen Sie das mehrmals. Sobald Sie sich bereit fühlen, können Sie sich an einer längeren Fastenzeit versuchen.
- **Vertrauen haben** Wenn Sie sich die ganze Zeit Sorgen machen, dass Sie es nicht schaffen werden, eine Mahlzeit auszulassen oder einen ganzen Tag nichts zu essen, wird Ihnen das Fasten entsprechend schwerfallen.
- **Mit Ihrem Arzt sprechen** Wenn Sie sich gerade in medizinischer Behandlung befinden oder an einer chronischen Krankheit leiden, sollten Sie Ihren Arzt fragen. Ärzte raten nicht grundsätzlich vom Fasten ab, aber es ist oft ratsam, unter Anleitung zu fasten. Nicht fasten sollten kleine Kinder, schwangere Frauen und stillende Mütter. Aufs Fasten verzichten sollten Sie auch, wenn Sie sehr dünn sind oder an einer Essstörung wie Magersucht oder Bulimie leiden (oder gelitten haben).

HILDEGARD-FASTEN SCHRITT FÜR SCHRITT

Wenn Sie schon damit begonnen haben, nach Hildegards Ernährungsprinzipien zu leben, dürfte das von ihr empfohlene Teilfasten kein Problem für Sie darstellen. Der Anfangsschock, der zu Beginn einer Fastenkur manchmal zu spüren ist, fällt stärker aus, wenn Sie sich bisher unausgewogen ernährt haben – nicht genug Obst und Gemüse, Knabbereien über den ganzen Tag verteilt, Abhängigkeiten von Zigaretten oder Zucker usw. Daher ist es wichtig, dass Sie in der bestmöglichen Verfassung sind, bevor Sie mit dem Fasten beginnen.

EIN PAAR EINFACHE LEITLINIEN, DIE SIE BEFOLGEN SOLLTEN

- **Stellen Sie ihre Ernährung auf 100 Prozent Biokost um.**
- **Reduzieren Sie Ihren Fleisch- und Milchproduktekonsum**, denn beide enthalten zu viel Fett und außerdem eine Konzentration fettlöslicher Schadstoffe.
- **Vermeiden Sie Alkohol, Zigaretten, Kaffee und andere Genussmittel.** Die Kopfschmerzen, die man in den ersten Tagen einer Fastenkur oft verspürt, kommen häufig vom Koffeinentzug. Sie gehen wieder vorbei, aber wenn Sie bereits vor dem Fasten auf Koffein verzichtet haben, spüren Sie den Mangel nicht oder wenigstens nicht so stark.
- **Beginnen Sie zwei Wochen vor Beginn des Fastens, Hildegards Ernährungsprinzipien zu befolgen.** Machen Sie Dinkel zur Grundlage Ihrer täglichen Mahlzeiten. Essen Sie zu jeder Mahlzeit Obst und Gemüse, besonders Fenchel, Kastanien, Kürbis und Wurzelgemüse wie Möhren, Rüben, Sellerie und Rote Bete. Kochen Sie mit Hildegards Lieblingskräutern und -gewürzen: Galgant, Flohsamen, Salbei, Minze, Ingwer (besonders, wenn Sie krank sind), Nelken und Muskat. Jetzt ist auch eine gute Zeit, einen grünen Salat nach Hildegard und kaltgepresste Pflanzenöle auszuprobieren.

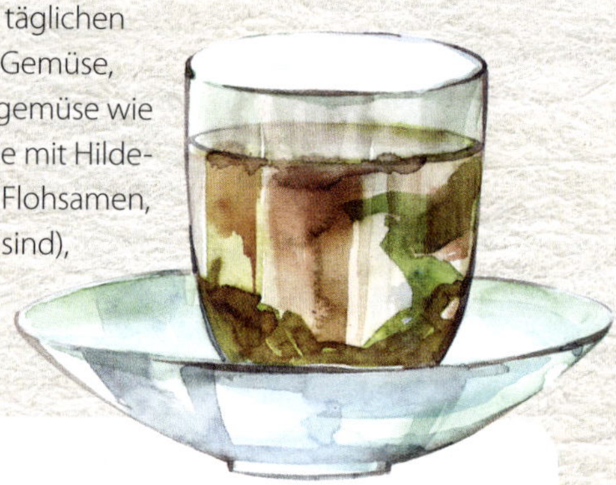

PRAKTISCHE TIPPS

- **Trinken Sie über den Tag verteilt viel Wasser oder Kräutertee.** Dadurch unterstützen Sie Ihren Körper beim Ausschwemmen von Giftstoffen. Zusätzlich beugen Sie so unschönen Nebenwirkungen des Fastens vor, wie den Kopfschmerzen, die zwar nicht jede(n) treffen, aber für gewöhnlich der Dehydrierung zugeschrieben werden. Und schließlich ist regelmäßiges Trinken auch ein gutes Mittel gegen Heißhungerattacken.
- **Nutzen Sie die Fastenzeit, um zu lernen, auf Ihren Körper zu hören.** Machen Sie am frühen Nachmittag ein Schläfchen, unternehmen Sie einen entspannenden Spaziergang an frischer Luft und meditieren Sie jeden Tag ein paar Minuten.

EINTÄGIGES HILDEGARD-FASTEN

MORGENS

Kräutertee (z. B. Kamille, Hagebutte, Ingwer, Zimt oder Lavendel) ohne Zucker, oder **leichter Schwarztee** ohne Zucker, oder **Dinkelkaffee** ohne Zucker
2 kleine Ingwerkekse (siehe Rezept unten)

MITTAGS

Eine große Schale Fastenbrühe (siehe Rezept unten)

ABENDS

Klare Gemüsesuppe
Kräutertee (Kamille, Hagebutte oder andere entspannende Kräuter)

INGWERKEKSE

(Originalrezept von Wighard Strehlow)

2½ TL gemahlenen Ingwer, 2 gestrichene TL gemahlene Süßholzwurzel, 1 gestrichenen TL gemahlene weiße Kurkuma, 20 g unraffinierten braunen Zucker, 1 TL Dinkelmehl und etwas Wasser zusammenrühren. Kleine Teighäufchen formen, auf ein mit Backpapier ausgelegtes Backblech setzen. Bei 180° C 5 Minuten backen.

HINWEIS: Diese Kekse haben einen sehr starken Geschmack. Die Gewürze wirken entgiftend, stimulieren Leber und Nieren. Knabbern Sie die ersten beiden Kekse schon vor dem Aufstehen am Morgen. Achten Sie dabei darauf, nach dem Verzehr nicht zu frieren. **Bei hohem Blutdruck** sollten Sie die Süßholzwurzel weglassen. **Wenn Sie keine Zeit haben** oder Schwierigkeiten beim Auftreiben einiger Zutaten, können Sie die Kekse (mit weniger Gewürzen) bei einem Anbieter von Hildegard-Lebensmitteln (siehe S. 141) fertig kaufen.

FASTENBRÜHE

Gemüse nach Wahl – z. B. Möhren, Sellerie, Rote Bete und Kürbis – mit 2 EL Dinkelgrieß und viel Wasser kochen. Der Suppe mit ein paar Hildegard-Gewürzen und -kräutern, z. B. Galgant, Bertram, Sand-Thymian und Muskat, mehr Geschmack verleihen.

DREITÄGIGES ODER LÄNGERES HILDEGARD-FASTEN

Besonders vor einem länger andauernden Fasten sollten Sie sich gut vorbereiten – es gehört eher nicht zu den Dingen, die Sie spontan beschließen und am nächsten Tag gleich umsetzen.

- **Zunächst müssen Sie es in Ihrem Terminplan unterbringen**. Idealerweise planen Sie Ihre Fastentage über ein langes Wochenende oder einen Urlaub, dann haben Sie mehr Ruhe.
- **Zwei Wochen vor Fastenbeginn** sollten Sie Hildegards Ernährungsprinzipien übernehmen (siehe Beispielmenüs auf den Seiten 82–87). Reduzieren Sie Ihren Fleisch- und Milchproduktekonsum und meiden Sie alle Genussmittel wie Alkohol, Zigaretten und Kaffee. Das hilft Ihnen, Ihren Körper sanft auf die Zeit der Einschränkungen vorzubereiten.
- **Beginnen Sie dann mit dem Fasten**; folgen Sie dabei dem eintägigen Fastenplan auf S. 93.

HILDEGARD-FASTEN IN SPEZIELLEN ZENTREN

Einige Gesundheitszentren, die sich auf Hildegard-Methoden spezialisiert haben, bieten längere Fastenaufenthalte an. Der Vorteil dabei ist, dass Sie dort viel Unterstützung und Anleitung erhalten, sodass Sie die Praxis des Hildegard-Fastens unter den bestmöglichen Bedingungen kennenlernen können.

EIN PAAR TIPPS ZUM DURCHHALTEN UND VERMEIDEN VON BEGLEITERSCHEINUNGEN

Das Schwierigste ist – besonders, wenn Sie länger fasten –, nicht der Versuchung nachzugeben, etwas zu essen, und trotz möglicher Begleiterscheinungen am Fasten festzuhalten. Gegen Heißhungergefühle und Begleiterscheinungen des Fastens gibt es einige einfache und natürliche Maßnahmen.

- **Heißhungergefühle bekämpfen**: Wenn Sie einen Diamanten (an einer Kette) besitzen, stecken Sie ihn in den Mund – ein sehr effektiver natürlicher Appetitzügler. Oder setzen Sie auf das ätherische Öl der Mittelmeermandarine (*Citrus reticulata*): Träufeln Sie einen Tropfen Öl auf eine neutrale Tablette (erhätlich in der Apotheke) und lassen Sie diese im Mund zergehen. Bis zu sechsmal täglich wiederholen, bis das gewünschte Ergebnis erzielt ist. Es gibt auch Ölmischungen mit appetitzügelndem Effekt – Sie atmen einfach ihren Duft ein.
- **Wenn Sie müde sind** oder Ihre Energie während des Tages plötzlich abfällt, sprühen oder träufeln Sie sich Bachblüten-Notfalltropfen (Rescue Remedy) in den Mund. Diese harmonisieren starke Gefühle und wirken gegen physische oder emotionale Schocks. Diese Notfallmischung, die es auch als Creme gibt, sollte Sie rasch wiederherstellen.

Die entspannende Wirkung der Kamille kann bei Spannungskopfschmerz helfen.

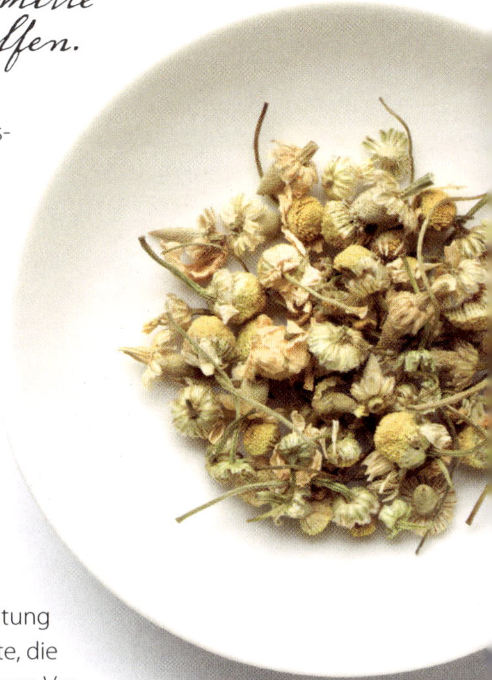

- **Wenn Sie Kopfschmerzen haben**, nehmen Sie viel Flüssigkeit zu sich. Probieren Sie es auch mit Kamillentee, oder massieren Sie Ihre Schläfen mit einem Tropfen Lavendel- oder Pfefferminzöl.
- **Wenn Sie Krämpfe oder Schmerzen haben**, trinken Sie einen entgiftenden Tee, z. B. Mädesüß- oder Johannisbeerblättertee. Massieren Sie Rücken und Beine mit Arnikaöl – oder noch besser, *lassen* Sie sich massieren!
- **Wenn Ihnen übel ist**, trinken Sie Minz- oder Fencheltee und gehen Sie an die frische Luft.
- **Bei Schwindel, Müdigkeit oder Sodbrennen** hilft eine Galgant-Tablette, die Sie unter der Zunge zergehen lassen. Sie wirkt stimulierend.
- **Gegen schlechten Körpergeruch,** der durch die Ausleitung der Körpergifte auftreten kann, hilft eine Fencheltablette, die Sie unter der Zunge zergehen lassen. Sie wirkt auch gegen Verstopfung und sorgt für bessere Laune (wichtig beim Fasten).
- **Gegen Stress und zu hohen Blutdruck** wirkt ein Petersilie-Elixier (siehe S. 138), das Kraft gibt und gegen Stress wirkt. Nehmen Sie davon nach jeder Mahlzeit einen Esslöffel.
- **Wenn Sie unter Schlaflosigkeit oder anderen Schlafproblemen leiden**, achten Sie darauf, genügend Bewegung und frische Luft zu bekommen. Trinken Sie vor dem Zubettgehen einen Kamillentee.

WÄHREND DES TAGES: EIN SCHLÄFCHEN, FRISCHE LUFT UND MEDITATION

Fasten bedeutet nicht Nichtstun – im Gegenteil! Nach Ihrer mittäglichen Fastenbrühe können Sie ein Schläfchen halten. Wenn Sie erfrischt aufgewacht sind, ist die beste Zeit, sich um Ihr emotionales Wohlbefinden zu kümmern – mit einer Meditation und frischer Luft, um Ihre Batterien wieder aufzuladen. Spazieren Sie durch die Landschaft oder durch einen nahen Park. Ideal wäre täglich eine Stunde körperliche Aktivität. Machen Sie draußen Achtsamkeitsmeditationen: Kommen Sie zu sich selbst und finden Sie zu einem Gefühl des inneren Friedens. So wird das Fasten optimal begleitet, und es gelingt Ihnen besser, unangenehme physische oder psychische Gefühle zu vermeiden.

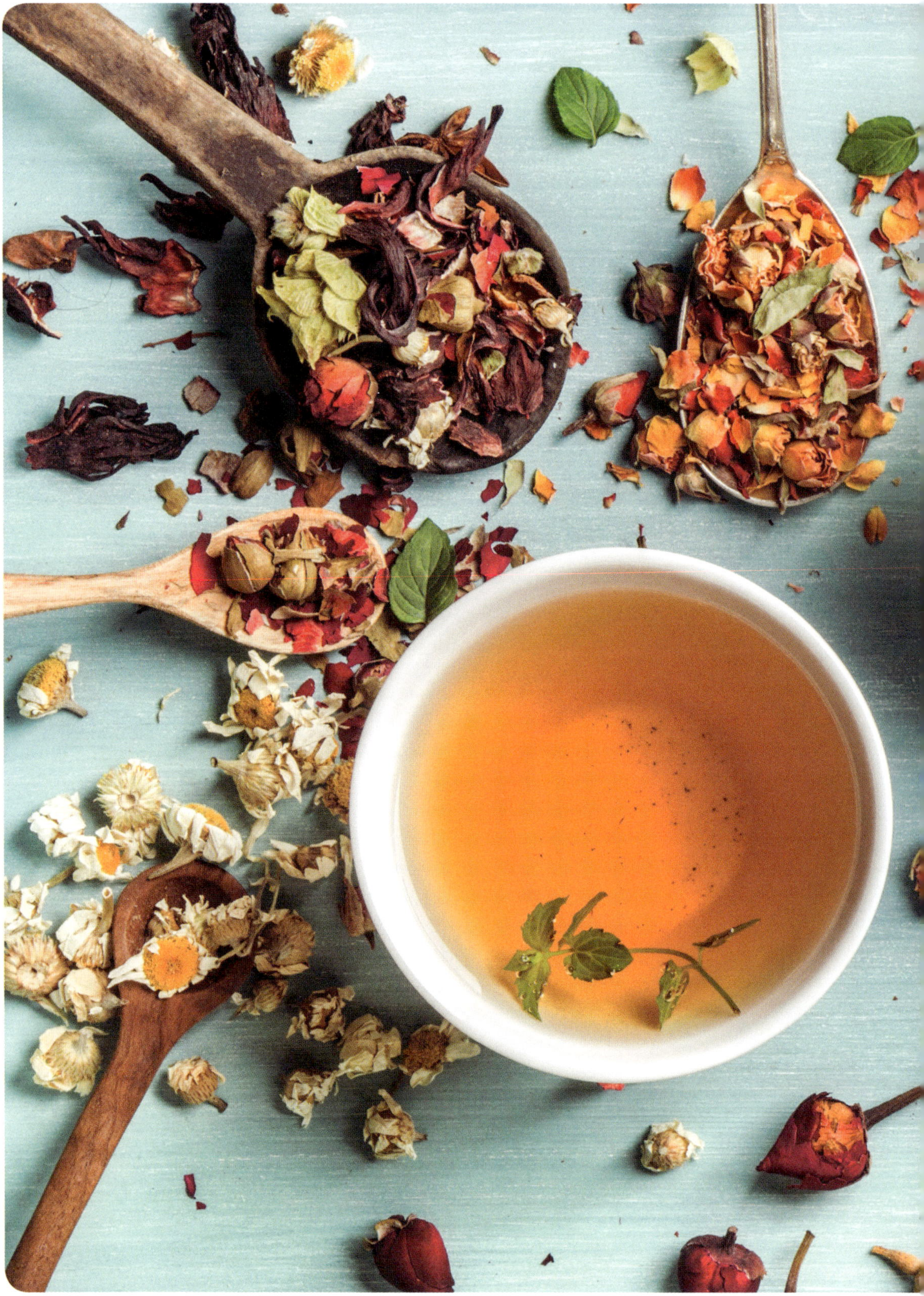

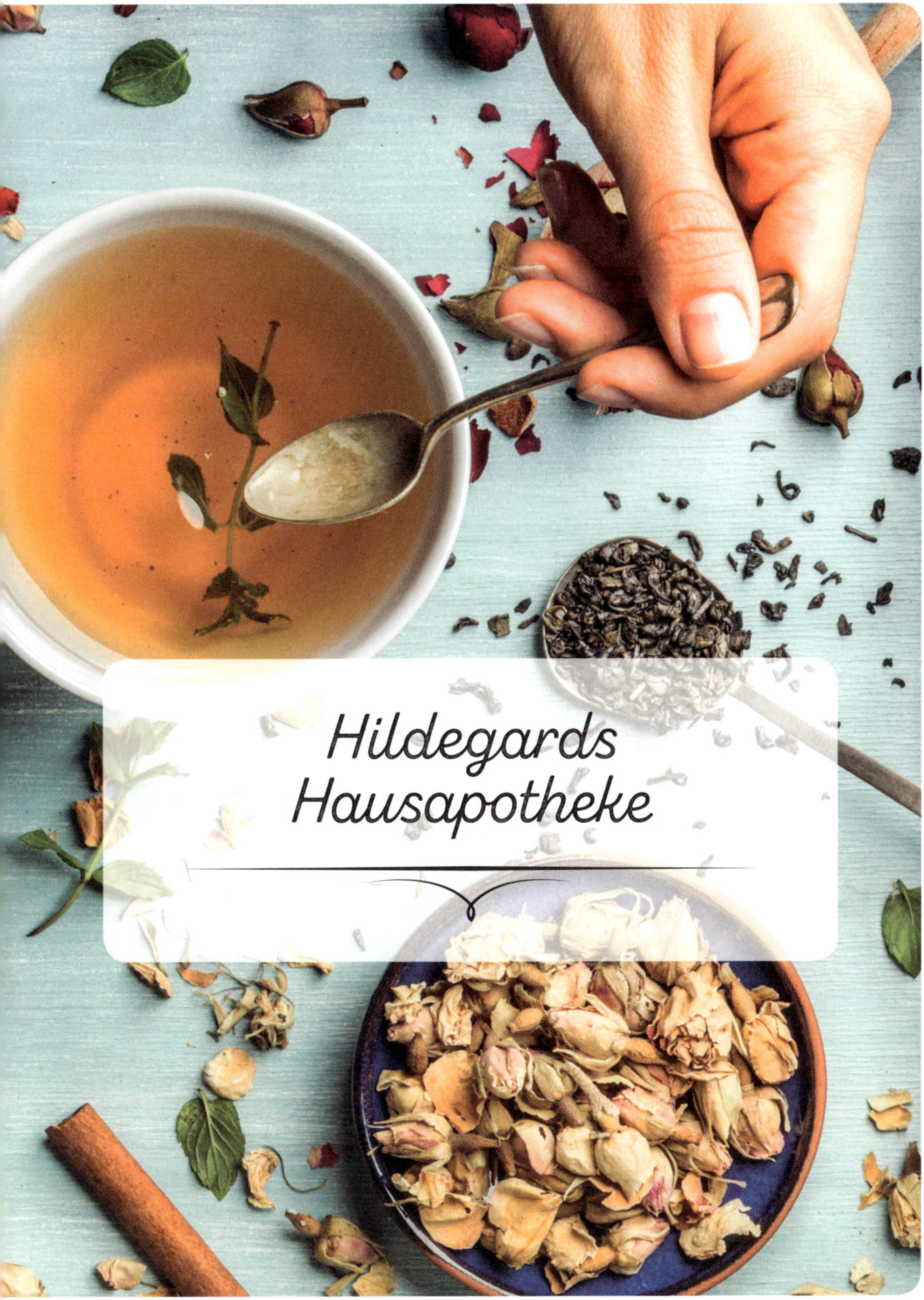

Hildegards Hausapotheke

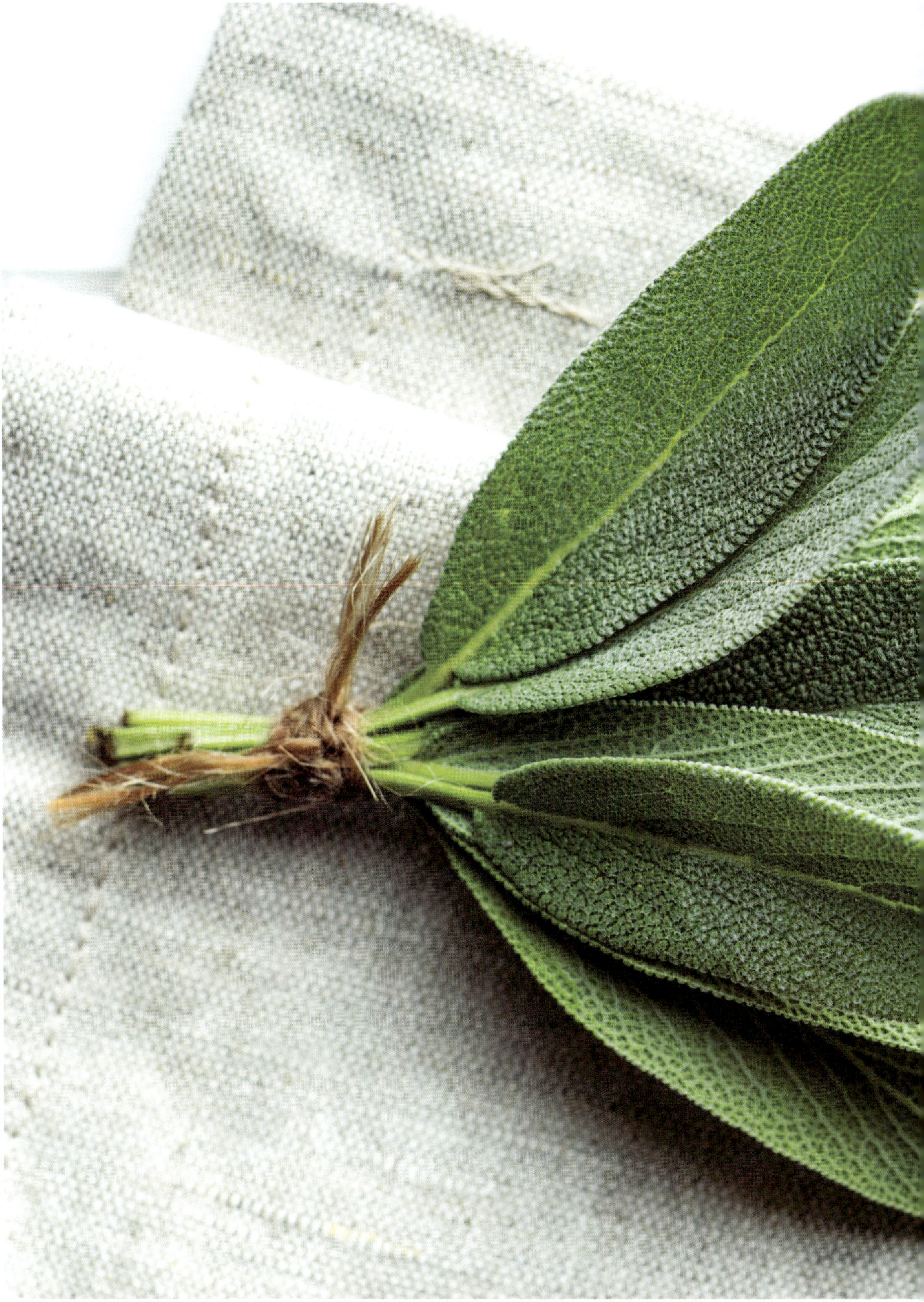

DIE ZEHN WICHTIGSTEN PFLANZEN

Für ihre Heilmittel verwendete Hildegard etwa 100 verschiedene Pflanzen. Manche konnten noch gar nicht identifiziert werden, während bei anderen – z. B. Schierling und Wermut (Absinth) – Vorsicht geboten ist, da sie je nach Dosis giftig sind, was Hildegard durchaus wusste. Einige wurden wissenschaftlich untersucht, was ihre von Hildegard propagierten therapeutischen Eigenschaften bestätigte. Hier stellen wir die wichtigsten dieser Pflanzen vor.

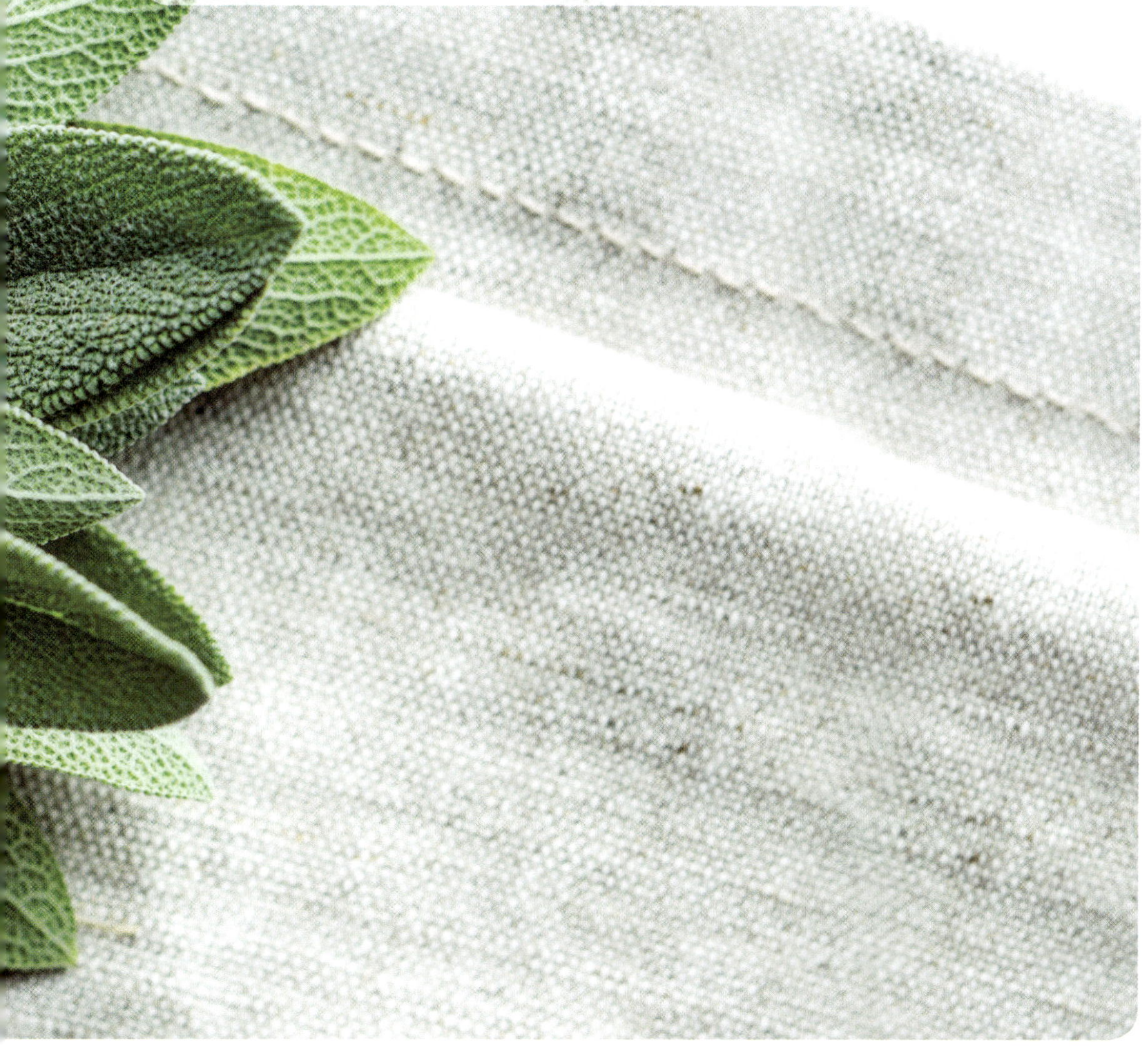

1. SCHAFGARBE

Achilea millefolium

Die Schafgarbe ist eine der ältesten bekannten Heilpflanzen. Mit ihr lassen sich besonders gut Wunden behandeln, Blutungen stoppen und Heilungsprozesse beschleunigen.

Bei Hildegard heißt es, man solle Schafgarbe direkt auf die Haut geben oder innerlich anwenden, indem man Schafgarbenpulver in Glühwein auflöse.

ANWENDUNG

Trinken Sie Schafgarbe als Tee vor den Mahlzeiten, um Appetitlosigkeit, Hitzewallungen, Fieber, Hämorrhoiden, Erkältungen, Grippe und Vieles mehr zu bekämpfen. Geben Sie 1 EL in 250 ml kochendes Wasser und lassen Sie den Tee 10 Minuten ziehen, bevor Sie ihn filtern. Sie können bis zu drei oder vier Tassen täglich trinken.

Ein Schafgarbensud wirkt auch beruhigend auf die Haut: 40–50 g getrocknete Schafgarbeblüten oder -blätter 5 bis 10 Minuten in 1 Liter kochendem Wasser ziehen lassen. Kompressen mit dem Sud tränken und direkt auf die irritierte Haut auflegen. Der Sud befördert die Heilung, wirkt gegen Verstauchungen und Hämorrhoiden.

Schafgarbe gibt es auch als **Balsam** und **Urtinktur**, die Sie innerlich (30 Tropfen in einem Glas Wasser, dreimal täglich) oder äußerlich (als Kompresse auf der schmerzenden Stelle) anwenden können.

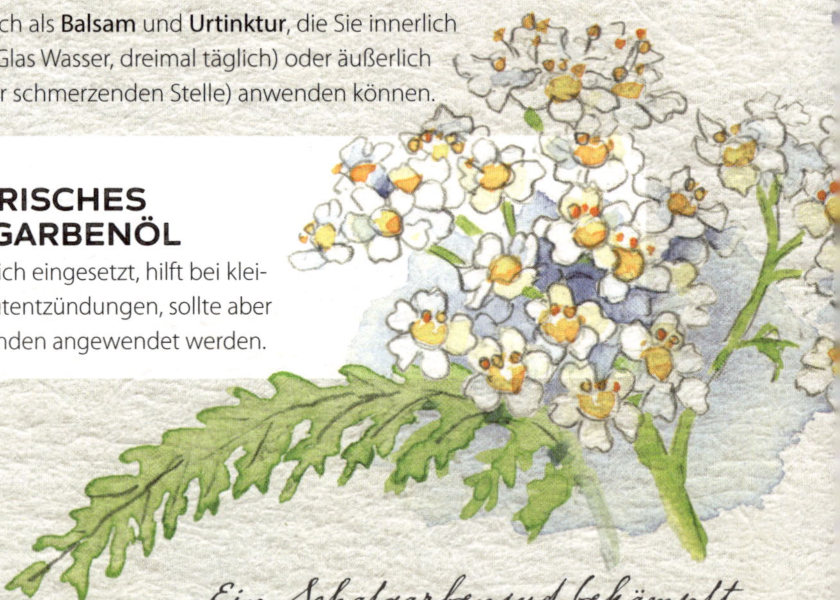

ÄTHERISCHES SCHAFGARBENÖL

Wird vor allem äußerlich eingesetzt, hilft bei kleinen Wunden und Hautentzündungen, sollte aber nicht auf offenen Wunden angewendet werden.

Ein Schafgarbensud bekämpft Erkältungen, Fieber, Appetitlosigkeit und Vieles mehr.

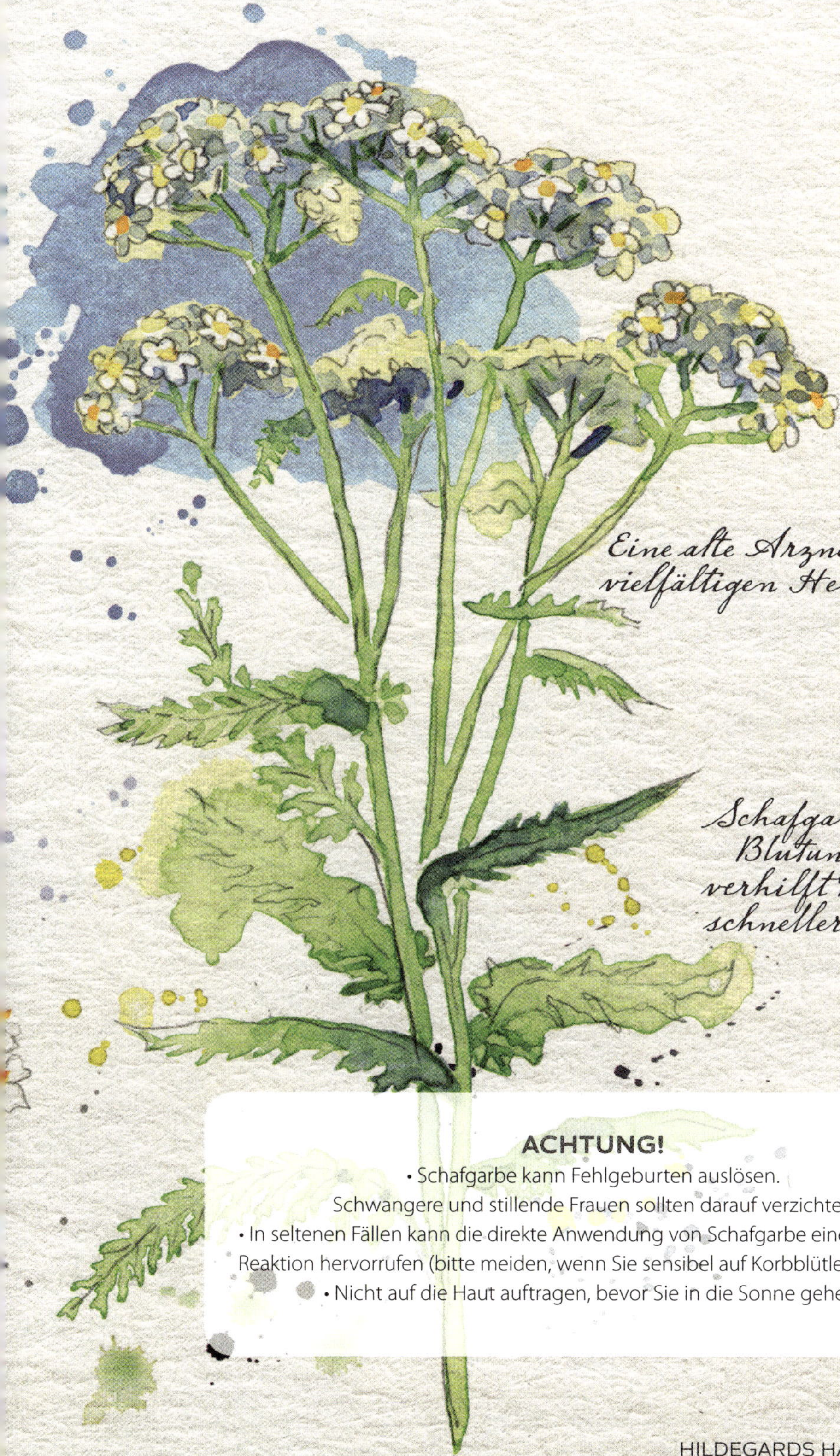

Eine alte Arzneipflanze mit vielfältigen Heilwirkungen.

Schafgarbe stoppt Blutungen und verhilft Wunden zu schneller Heilung.

ACHTUNG!

- Schafgarbe kann Fehlgeburten auslösen. Schwangere und stillende Frauen sollten darauf verzichten.
- In seltenen Fällen kann die direkte Anwendung von Schafgarbe eine allergische Reaktion hervorrufen (bitte meiden, wenn Sie sensibel auf Korbblütler reagieren).
- Nicht auf die Haut auftragen, bevor Sie in die Sonne gehen.

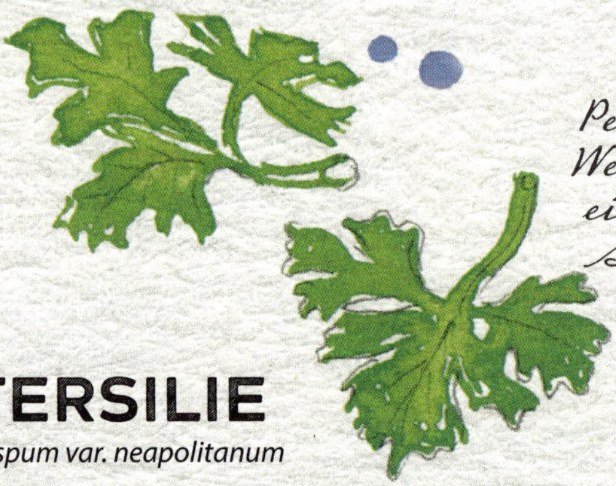

Ein Elixier aus Petersilienblättern, Wein und Honig ist ein hervorragendes Stärkungsmittel.

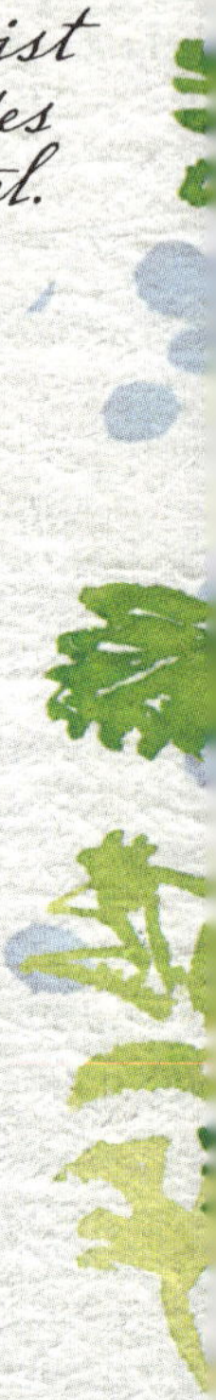

2. PETERSILIE

Petroselinum crispum var. neapolitanum

Dieses Küchenkraut besitzt ebenfalls beeindruckende Heilkräfte. Petersilie hat eine günstige Wirkung auf das gesamte Verdauungssystem, auf Leber und Milz.

Petersilie hat harntreibende, abführende, entgiftende und fiebersenkende Eigenschaften. Sie wird bei Herzbeschwerden empfohlen – heute weiß man, dass sie die Herzfrequenz reguliert, den Blutdruck senkt und bei Durchblutungsstörungen hilft. Petersiie kann auch bei Infektionen der Atemwege und bei Asthma eingesetzt werden. Sie kann Menstruationsbeschwerden lindern, da sie viel Apiol enthält, das dazu beiträgt, den Zyklus zu regulieren und die Schmerzen zu mildern. Äußerlich angewendet, kann sie kleinere Hautprobleme wie Ekzeme und Akne behandeln und sogar den Teint zum Strahlen bringen.

ANWENDUNG

Verwenden Sie – vorzugsweise frische – Petersilie beim Kochen. Aus **frischer Petersilie** können Sie auch einen Tee zubereiten (lassen Sie dazu ein Bund frische Petersilie 10 Minuten in 500 ml Wasser ziehen). Ein **Petersilie-Elixier** (siehe S. 138) ist ein ausgezeichnetes Stärkungsmittel: Es hilft bei Stress, Müdigkeit und Schlafproblemen und stärkt das Herz. Ein **Petersilie-Umschlag** (in Olivenöl erhitzte Petersilie, mit einer Kompresse aufgebracht) hilft bei Hexenschuss.

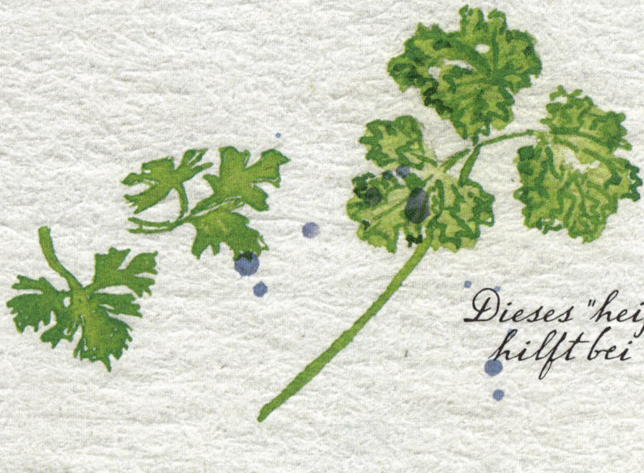

Dieses "heiße" Hildgard-Kraut hilft bei Herzbeschwerden.

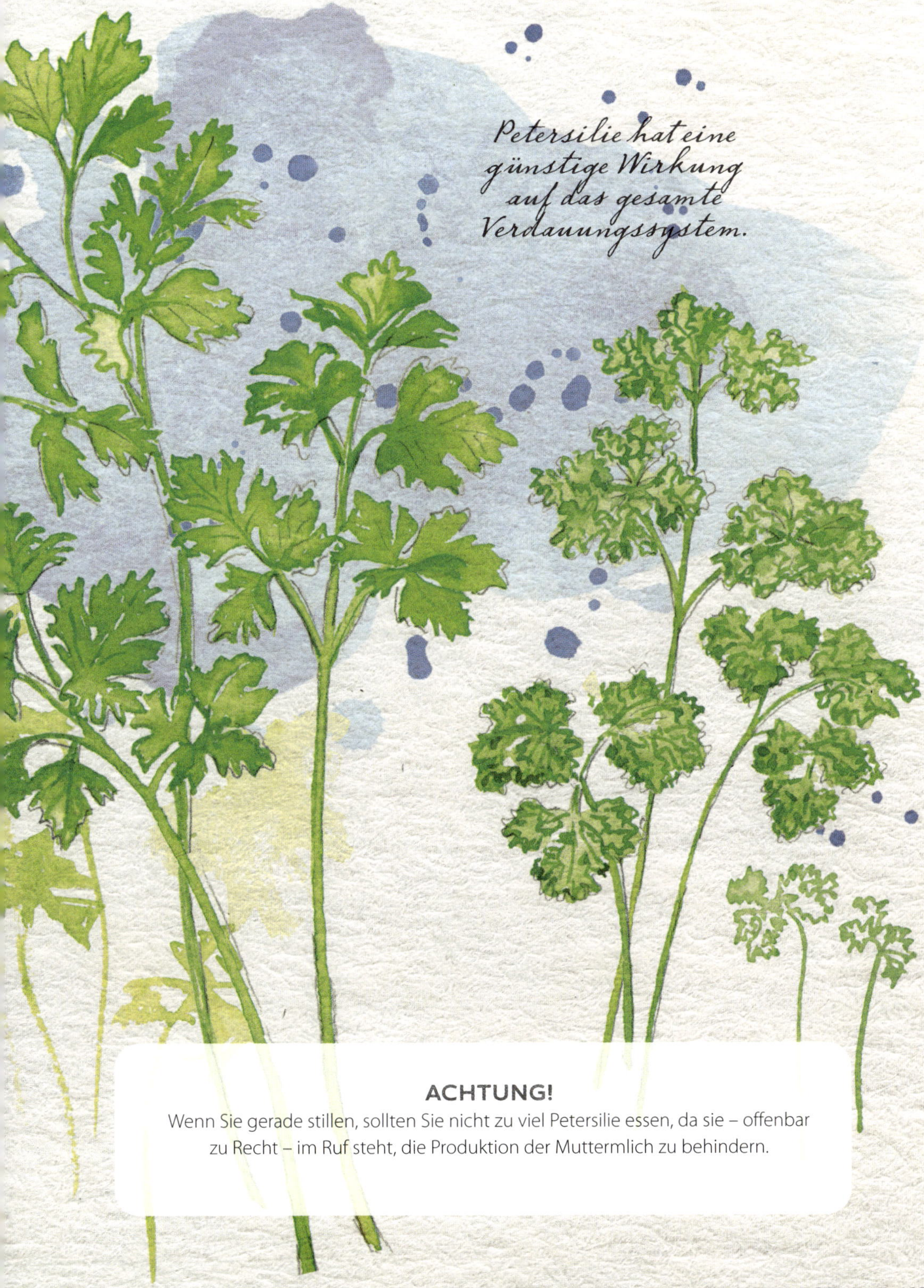

Petersilie hat eine günstige Wirkung auf das gesamte Verdauungssystem.

ACHTUNG!

Wenn Sie gerade stillen, sollten Sie nicht zu viel Petersilie essen, da sie – offenbar zu Recht – im Ruf steht, die Produktion der Muttermlich zu behindern.

3. ESCHE

Fraxinus excelsior

Die langlebige Esche – der Weltenbaum aus der keltischen und nordischen Mythologie – wird zur Linderung rheumatischer Beschwerden empfohlen.

Ihre Blätter enthalten das antientzündlich wirkende Rutin und viele andere wirksame Bestandteile, darunter Mannit, ein sehr mildes Abführmittel, das sogar Kinder einnehmen können. Esche wirkt auch harntreibend und wird bei Infektionen der Harnwege sowie Ödemen eingesetzt. Sie kann als Teil einer Diät gegen Cellulitis und zur Regulierung des Cholesterinspiegels eingenommen werden.

ANWENDUNG

Die Blätter der Esche (frisch oder getrocknet) können – gekocht und noch heiß – äußerlich als Wickel angewendet werden.

Getrocknete, gehackte Blätter wirken innerlich als Sud: Pro 250 ml Wasser 1 EL zugeben, 2 Minuten kochen, dann 10 Minuten ziehen lassen.

Zu kaufen gibt es **Mannapulver** aus der Manna-Esche, das, in Wasser oder Saft aufgelöst, die Verdauung erleichtert, sowie ein **Mazerat (Kaltauszug) aus der Esche**, das pur oder in Wasser aufgelöst eingenommen wird.

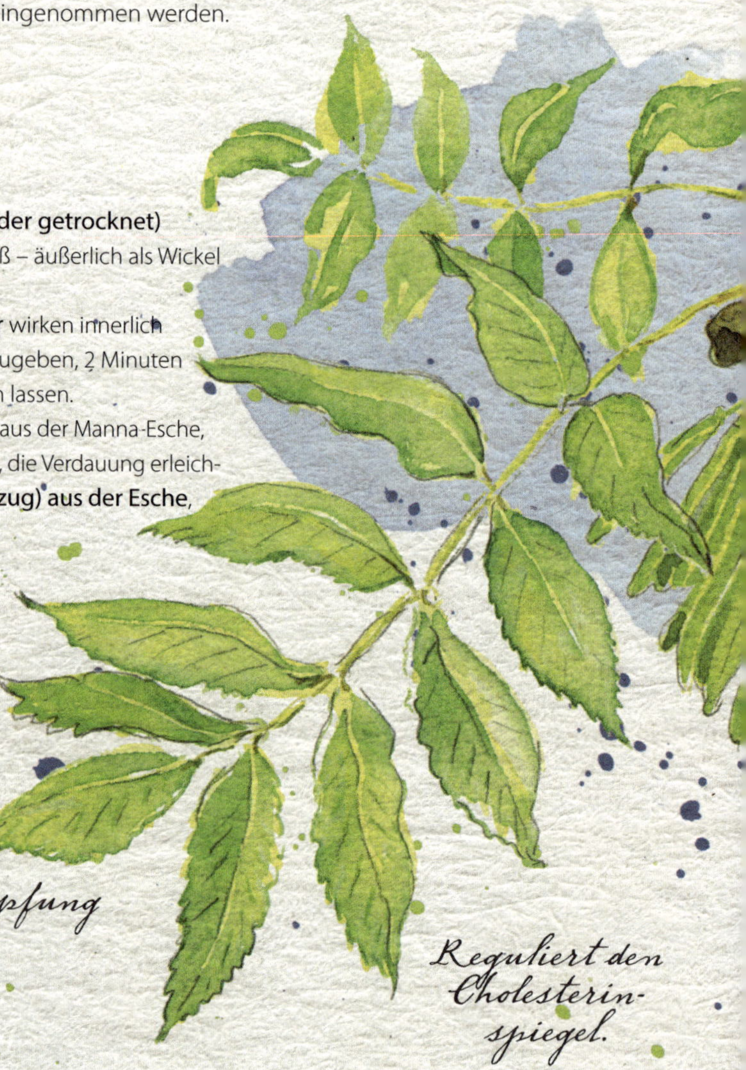

Hilft bei der Bekämpfung von Cellulitis.

Reguliert den Cholesterinspiegel.

4. MUTTERKRAUT

Chrysanthemum parthenium

Mutterkraut ist vor allem für seine Wirksamkeit gegen Migräne und Kopfschmerzen bekannt. Das enthaltene Parthenolid entspannt Hirngefäße, die sich schmerzhaft zusammenziehen, was unter anderem durch die Menstruation, emotionale oder stressbedingte Probleme oder eine Funktionsstörung der Leber hervorgerufen wird.

Mutterkraut lindert das Prämenstruelle Syndrom und Verdauungsprobleme. Es besitzt fiebersenkende und antientzündliche Eigenschaften und wird daher auch gegen Rheuma und Arthritis eingesetzt.

ANWENDUNG

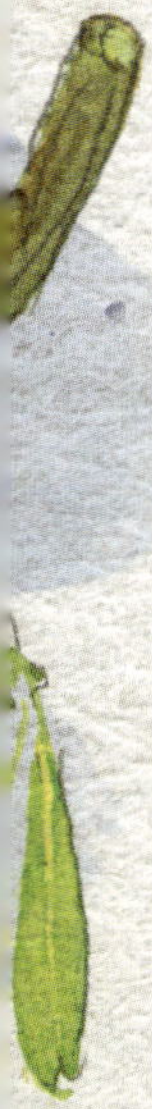

Aus den **getrockneten Blättern** wird Kräutertee gegen Verdauungsbeschwerden, Regelschmerzen und Rheuma zubereitet. Sie können auch **frisches Mutterkraut** nehmen, falls Sie es im Garten haben: Gegen Migräne und Kopfschmerzen einfach jeden Morgen ein Blatt kauen – Achtung: Es schmeckt sehr bitter! Mutterkraut gibt es auch als **Urtinktur** und **Kapseln**.

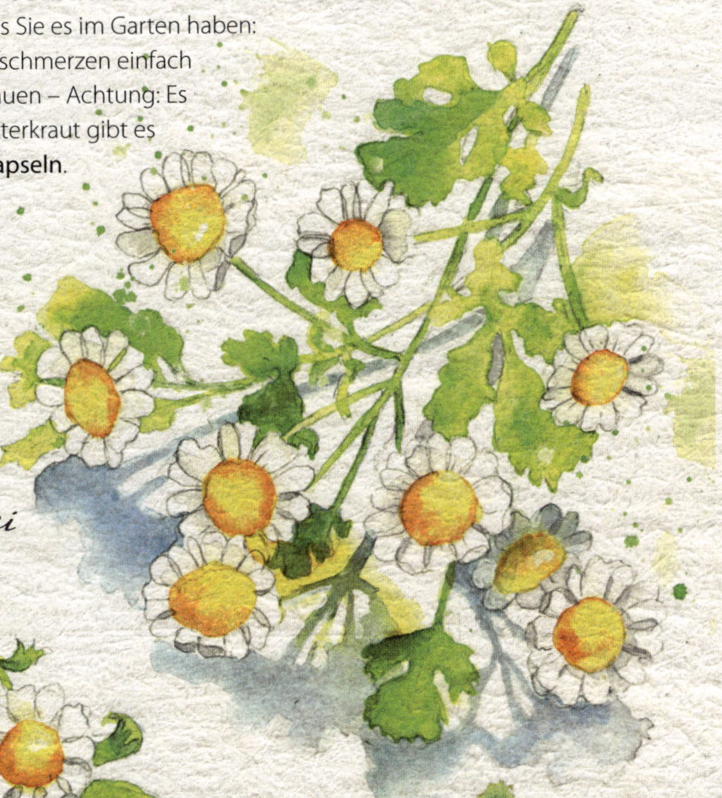

Hoch wirksam bei Kopfschmerzen.

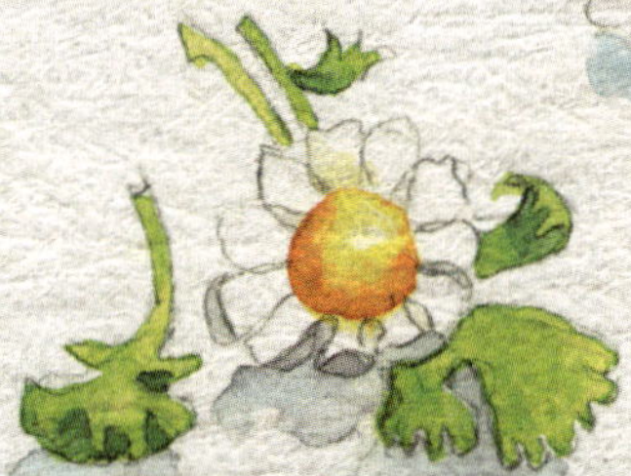

5. YSOP

Hyssopus officinalis L.

Diese aromatische Pflanze, ursprünglich aus dem Mittelmeerraum, war aus den Kräutergärten des Mittelalters nicht wegzudenken. Damals wurde sie wie Petersilie und Kerbel verwendet.

Ysop hat eine beruhigende Wirkung auf die Atemwege (Hals, Rachen, Stimmbänder) und ist ein gutes Mittel gegen Husten, da es Diterpene enthält, chemische Verbindungen, die zu seinen schleimlösenden und abschwellenden Eigenschaften beitragen. Es wirkt auch gegen Leberbeschwerden, die Hildegard auf „Traurigkeit" zurückführte, und reinigt den Körper von „schlechten Säften". Ysop wirkt auch auf das Verdauungssystem, hat antientzündiche und antivirale Eigenschaften.

ANWENDUNG

Ysop gibt es in **Pulverform;** man streut es wie ein Gewürz auf Speisen. Es gibt auch das **Ätherische Ysop-Öl** *Hyssopus officinalis decumbens*, nicht zu verwechseln mit *Hyssop officinalis subsp. officinalis*, welches als Nervengift wirkt und Fehlgeburten auslösen kann. Diese Variante ist viel sanfter, enthält weniger Ketone und wirkt gegen Husten und Asthma. Sie hat anregende und stärkende Eigenschaften und ist stark wirksam in der Virenabwehr – wichtig bei der Behandlung von bronchialen Infektionen, Nasopharyngitis, Nebenhöhlenentzündungen und Asthma. **Ysop-Urtinktur** kann hier ebenso verwendet werden (dazu 15–20 Tropfen in einem Glas Wasser auflösen).

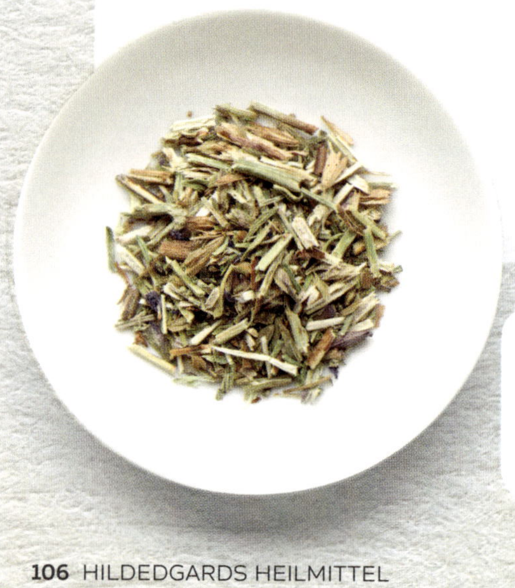

GETROCKNETE BLÄTTER

Ysop gibt es auch als **getrocknete, gehackte Blätter** für Tees (dazu 1 TL in 250 ml kochendes Wasser geben und 10 Minuten ziehen lassen).

ACHTUNG!

• Setzen Sie Ysop nur sparsam ein, wenn Sie Kinder oder Menschen mit nervöser Disposition oder hohem Blutdruck behandeln.

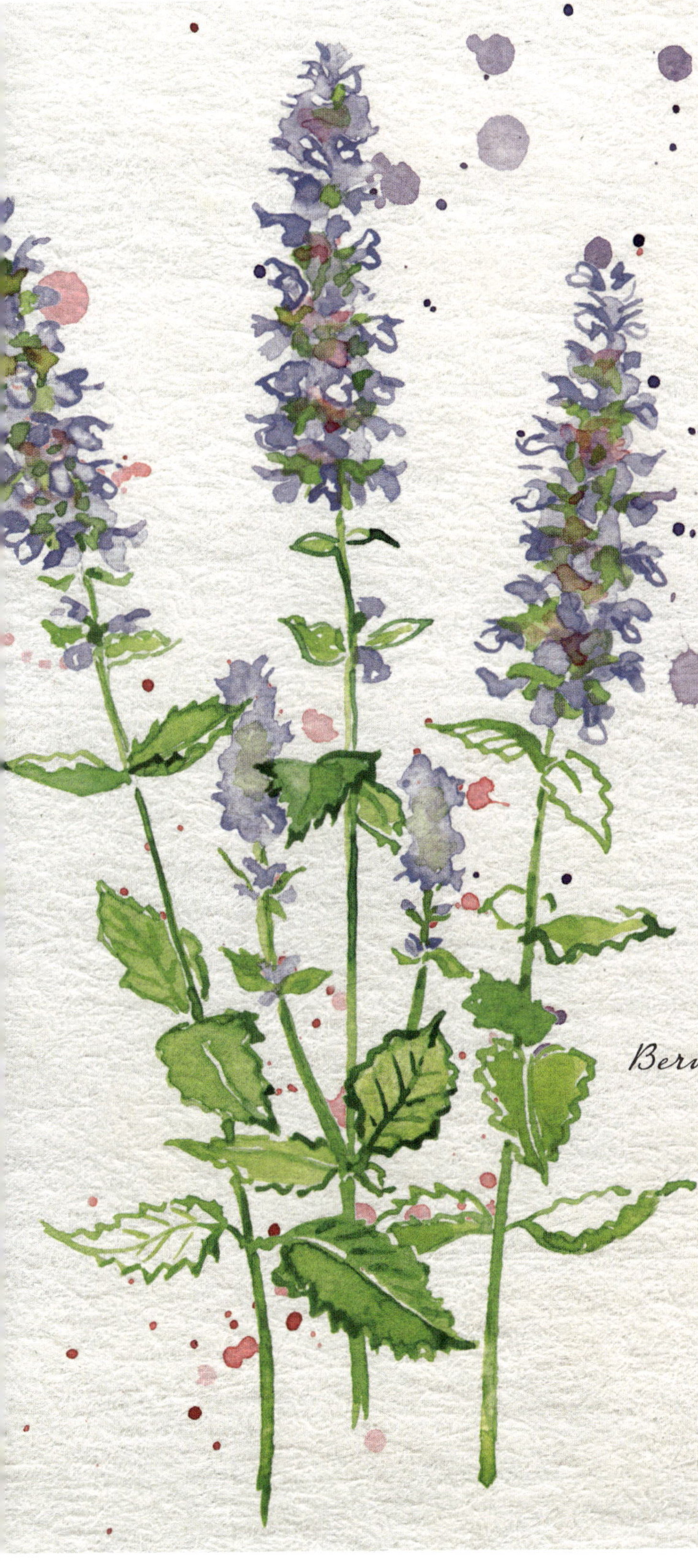

Ein gutes Mittel gegen Husten.

Beruhigende und reinigende Eigenschaften.

6. LAVENDEL

Lavandula angustifolia, früher *L. officinalis*

Diese Pflanze ist reich an Ätherischen Ölen und bekannt für ihre antiseptischen, beruhigenden und sogar einschläfernden Wirkungen. Sie trägt dazu bei, Kopf- und Rheumaschmerzen, Verdauungs- und weitere Beschwerden zu lindern.

ANWENDUNG

Das **Ätherische Öl** hilft gegen nervöse Beschwerden (z. B. Stress, Schlaflosigkeit, Migräne und Anspannung), Hautprobleme (z. B. Verbrennungen und Irritationen), Muskelschmerzen und schlechte Durchblutung. Das Öl ist einfach in der Anwendung und ungiftig und sollte daher in keiner Hausapotheke fehlen. Das weniger teure Lavandinöl aus der hybriden Art *Lavandula intermedia* wirkt gut bei steifen Muskeln und Gelenken, Hautirritationen, Kopfschmerzen und Schlafproblemen.

Zu den unverzichtbaren Rezepten in Hildegards Arzneibuch gehören **Lavendelwein** (siehe S. 137), der gegen Leberbeschwerden und Unwohlsein hilft, und **Lavendelöl** (siehe S. 133), das vor allem zur Linderung rheumatischer Beschwerden eingesetzt wird.

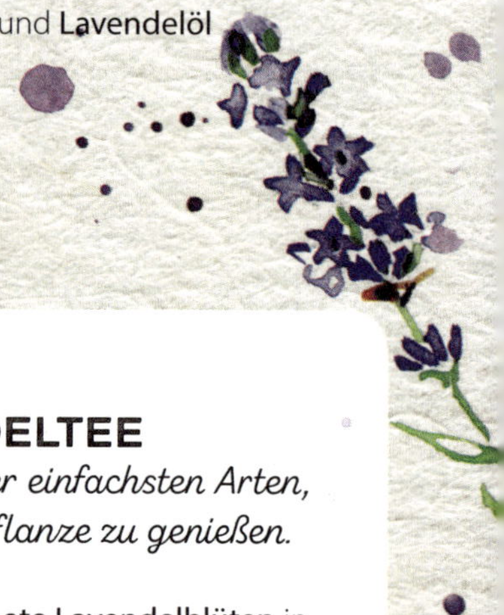

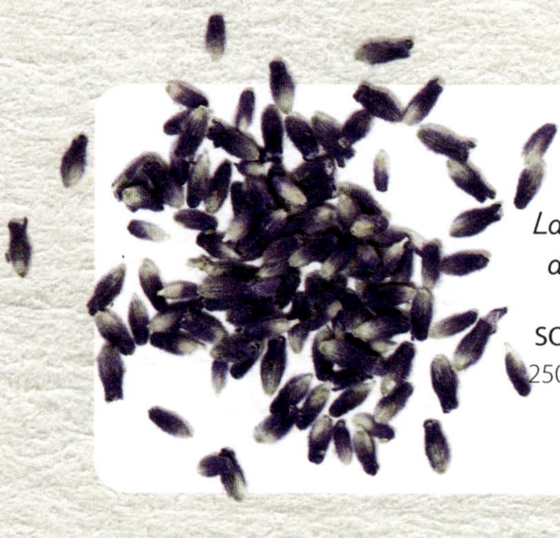

LAVENDELTEE

Lavendeltee ist eine der einfachsten Arten, die Vorzüge dieser Pflanze zu genießen.

SO GEHT'S 1 TL **getrocknete Lavendelblüten** in 250 ml heißes Wasser geben und vor dem Genuss 10 Minuten ziehen lassen.

Fördert einen erholsamen Schlaf.

Berühmt für seine antiseptischen und beruhigenden Eigenschaften.

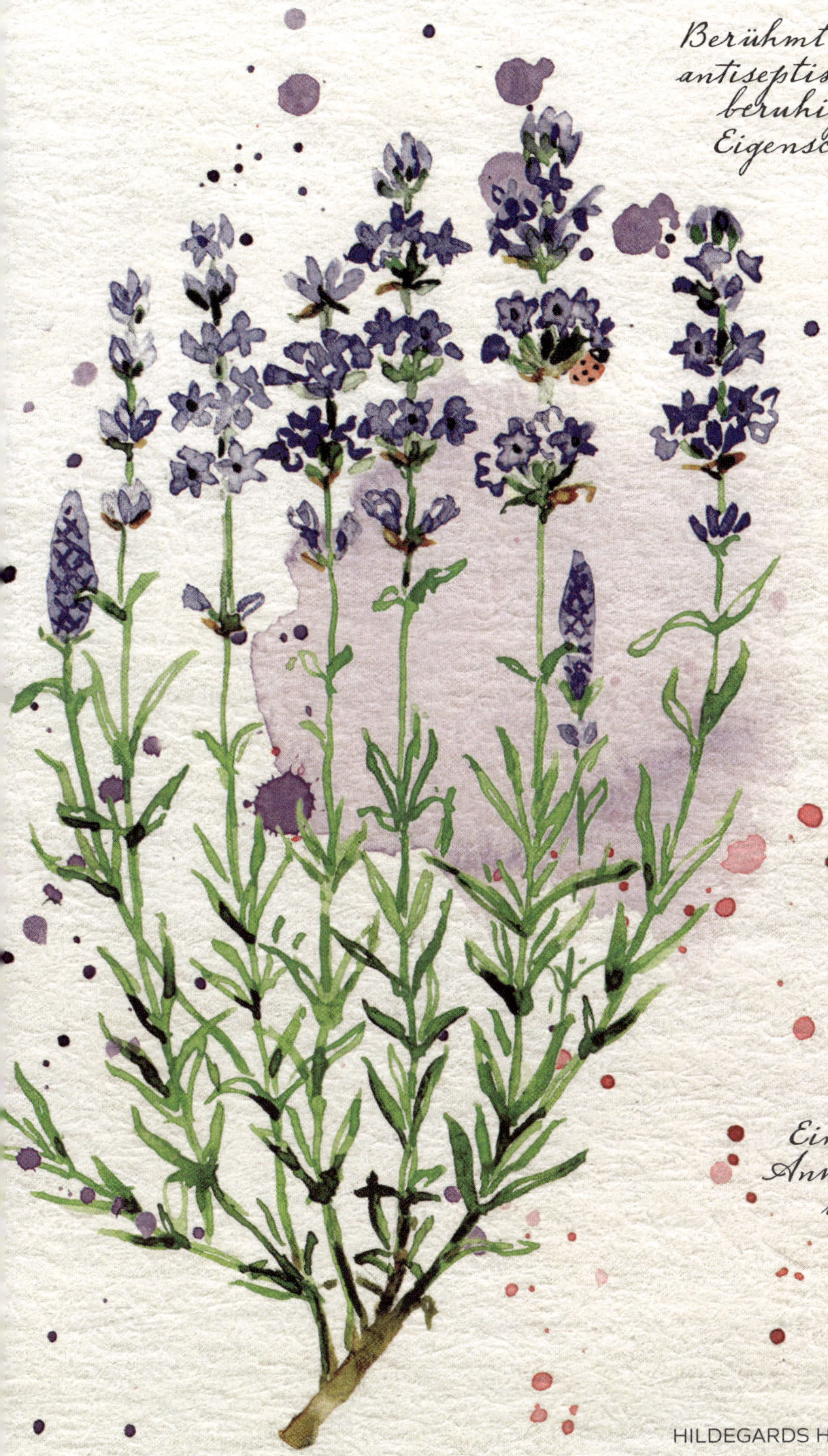

Einfach in der Anwendung und ungiftig.

7. MINZE

Mentha aquatica, crispa, pulegium, x piperita ...

Minze ist für die Hausapotheke unentbehrlich, denn sie ist für ihre vielfältigen Heilwirkungen bekannt. Alle Sorten können in ähnlicher Weise eingesetzt werden.

Die populärste Sorte ist zweifellos die Pfefferminze, die entspannende, anregende, verdauungsfördernde, antiseptische und heilende Eigenschaften besitzt. Das Inhalieren von Pfefferminze erleichtert spürbar bei Erkältungen und Husten. Wegen ihres hohen Mentholgehalts wird die Minze auch als Schmerzmittel eingesetzt, besonders bei Migräne und Muskelschmerzen. Minze ist außerdem reich an verjüngenden Antioxidanzien und wertvoll in der Behandlung eines hohen Cholesterinspiegels, da sie die Oxidation „schlechten" Cholesterins verlangsamt (ein Hauptrisikofaktor für Herz-Kreislauf-Erkrankungen).

ANWENDUNG

Aus **frischen oder getrockneten Minzblättern** können Sie einen Verdauungstee zubereiten (einige frische oder 1 EL getrocknete Blätter in 150 ml kochendem Wasser 10 Minuten ziehen lassen). Dieser Sud kann auch als Lotion oder zum Gurgeln angewendet werden. Minze gibt es auch in vielen anderen Formen, z. B. als **Pfefferminzkapseln**, **Cremes** und **Menthol-Alkohol**. **Ätherisches Pfefferminzöl** ist sehr wirksam gegen Migräne, Verstopfung und Viren, auch bringt es neue Energie. Die

Reich an verjüngenden Antioxidanzien.

Pfefferminze besitzt vielfältige Heilwirkungen.

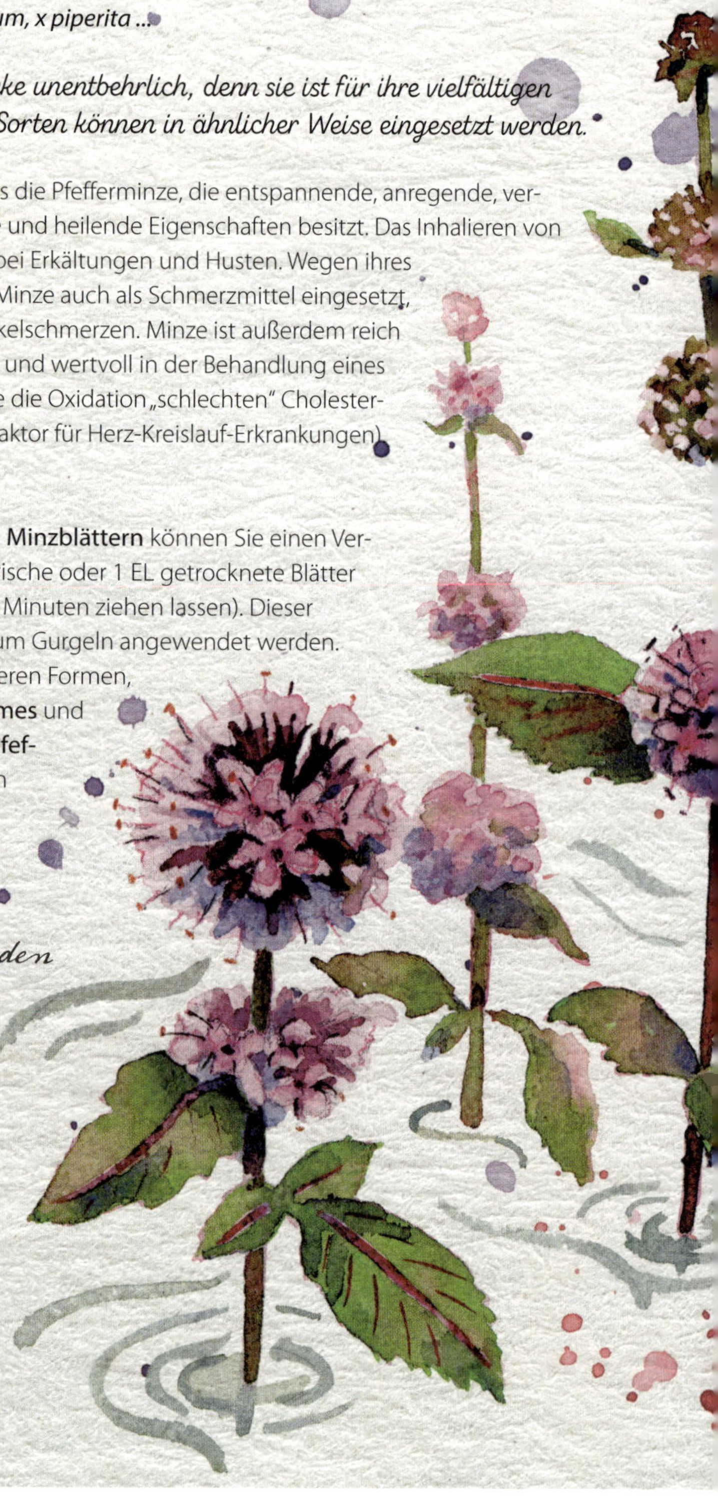

Lindert zuverlässig Kopf- und Muskelschmerzen.

Gebrauchsinformationen sollten allerdings genau befolgt werden, denn es ist ein sehr starkes Öl. Das viel mildere **Minz-Hydrosol** können Sie innerlich (als Verdauungshilfe) oder äußerlich (bei öliger Haut) anwenden. Bei Verdauungsbeschwerden nehmen Sie drei Wochen lang morgens und abends je 15 Tropfen **Minz-Urtinktur** in einem Glas Wasser.

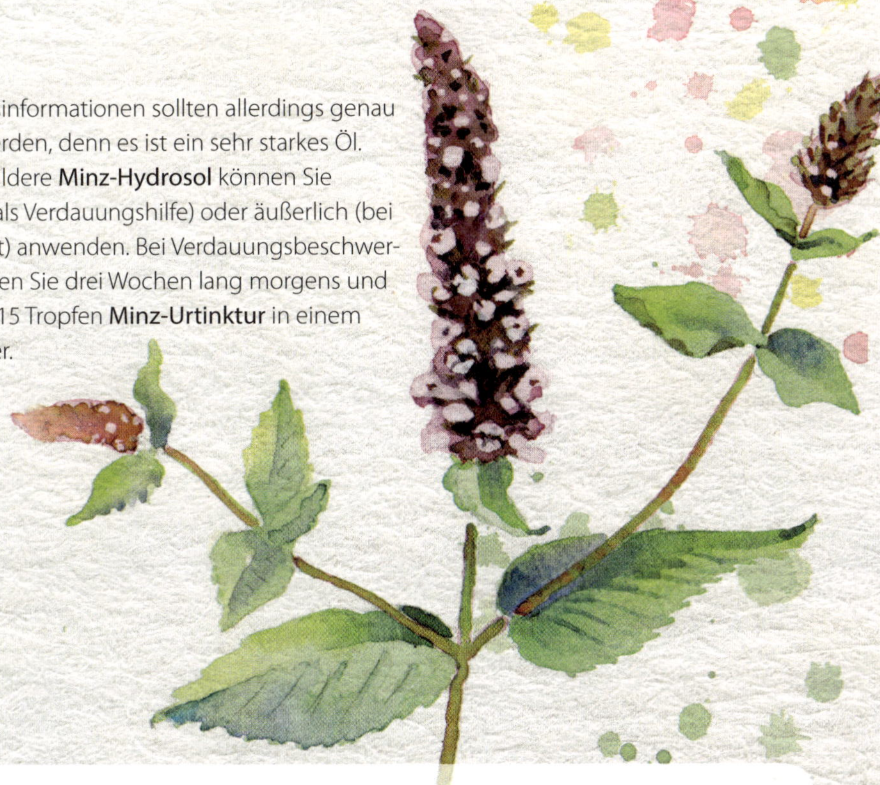

ACHTUNG!

- Kleinkindern unter 5 Jahren sollten Sie keine Minze verabreichen.
- Trinken Sie Minztee nicht direkt nach einer Mahlzeit, da er die Aufnahme von Eisen behindert; warten Sie mindestens 1 Stunde. Dies ist besonders wichtig für schwangere oder stillende Frauen, die mehr Eisen benötigen.
- Wird Minze in großen Mengen verzehrt, kann sie Darmprobleme, Kopfschmerzen und Bluthochdruck auslösen.
- Ätherisches Pfefferminzöl sollte nicht von Kindern, schwangeren oder stillenden Frauen angewandt werden. Für die äußerliche Anwendung muss es verdünnt werden, da es Hautirritationen hervorrufen kann. Es ist wichtig, die empfohlenen Dosierungen genau einzuhalten, da es bei übermäßiger Verwendung Unterkühlung hervorrufen kann. Gerät es in die Augen (oder in deren Nähe), sollten diese sofort mit Pflanzenöl gespült werden, um das Ätherische Öl zu verdünnen.

8. BRENNNESSEL

Urtica dioica

Die Nessel wird bei Müdigkeit, schlechtem Gedächtnis, Migräne, Thrombosen, Wurmbefall und Verdauungsproblemen empfohlen.

Ihre Brennhaare enthalten verschiedene Säuren (Gallus-, Essig- und Ameisensäure), die gegen viele Beschwerden wirken, sowie eine Menge Mineralstoffe (darunter Calcium und Silizium), Vitamine und andere wichtige Substanzen wie Flavonoide, Serotonin, Tannine, Phytosterine, Acetylchorin und Chlorophyll. Sie sind es, die für die stärkenden, entgiftenden, anti-infektiösen, harntreibenden und antirheumatischen Eigenschaften der Nessel verantwortlich zeichnen. Mit Nesseln behandelt man Arthrose, Gicht, Verdauungs- und Durchblutungsstörungen, Harnwegsinfektionen, Osteoporose und Müdigkeit. Auch zur Linderung von Wechseljahrsbeschwerden wie Hitzewallungen und gesunkene Libido sowie zur Vorbeugung von Prostatitis (Entzündung der Prostata) wird die Nessel empfohlen.

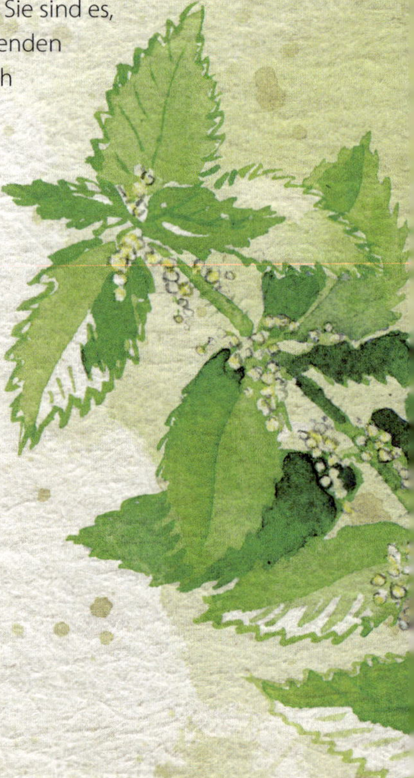

ANWENDUNG

Nesseln können Sie **frisch** wie Gemüse essen, in Suppen, Quiches oder herzhaften Kuchen. Die **frischen oder getrockneten Blätter** werden zu Kräutertee. Aus ihnen macht man zur äußeren Anwendung auch **Brennnesselöl** (siehe S. 139) und **Nessellotionen,** die gegen Haarausfall helfen können.

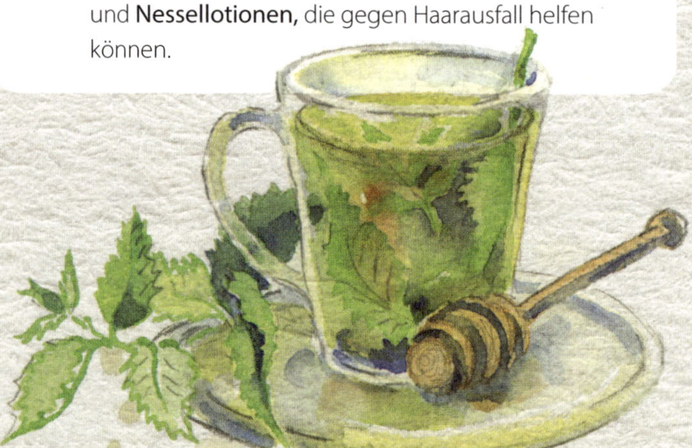

Wirksam gegen Verdauungsprobleme.

Zur Bekämpfung
von Müdigkeit
empfohlen.

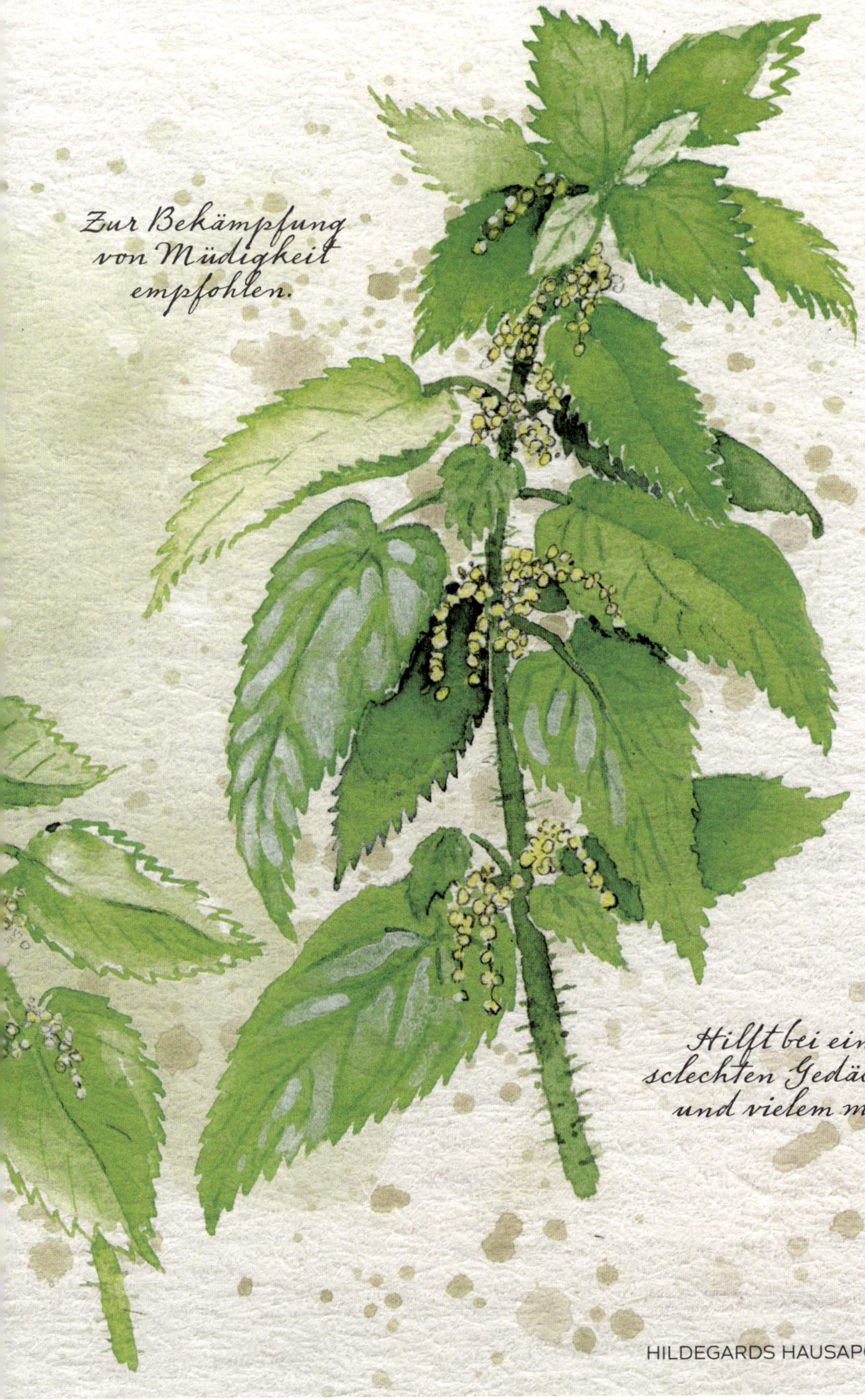

Hilft bei einem
slechten Gedächtnis
und vielem mehr.

9. SALBEI

Salvia officinalis

Salbei ist eine enorm wichtige Arzneipflanze mit vielfältigen Heilwirkungen. Wegen seiner vielen Antioxidanzien ist Salbei gut für die Leber, die Regulierung von Blutfett-(Triglycerid) und Blutzuckerspiegel und in der Vorbeugung der Alzheimer-Krankheit.

Er erleichtert die Verdauung, hilft bei übermäßigem Schwitzen, bekämpft virale und bakterielle Infektionen sowie Entzündungen – besonders im Mundraum, z. B. bei Halsschmerzen und Aphthen. Wegen seiner Phytoöstrogene kann er auch wechseljahrsbedingte Hitzewallungen lindern, den Menstruationszyklus regulieren und Regelschmerzen mildern.

ANWENDUNG

Getrocknete Salbeiblätter und -blüten werden zu Tee: Geben Sie ½ TL getrockneten Salbei in 250 ml kochendes Wasser und lassen Sie ihn 10 Minuten ziehen. Trinken Sie davon drei Tassen am Tag. Bei Aphthen hilft ein Salbeisud als Mundspülung: Eine Handvoll Blüten und Blätter 10 Minuten in 1 Liter Wasser kochen, abkühlen lassen und den Mund damit ausspülen. Den Sud können Sie auch äußerlich auf Kompressen anwenden, um Ekzeme zu behandeln. Salbei gibt es auch als Urtinktur (30–40 Tropfen in etwas Wasser zweimal täglich) und als **Ätherisches Öl**, welches aber mit Vorsicht verwendet werden sollte.

Wirkt vorbeugend gegen Alzheimer.

FRISCHE BLÄTTER

Frische Salbeiblätter werden natürlich in der Küche verwendet, um Gerichten Geschmack zu verleihen; sie sind aber auch nützlich zur Behandlung von Insektenbissen und -stichen.

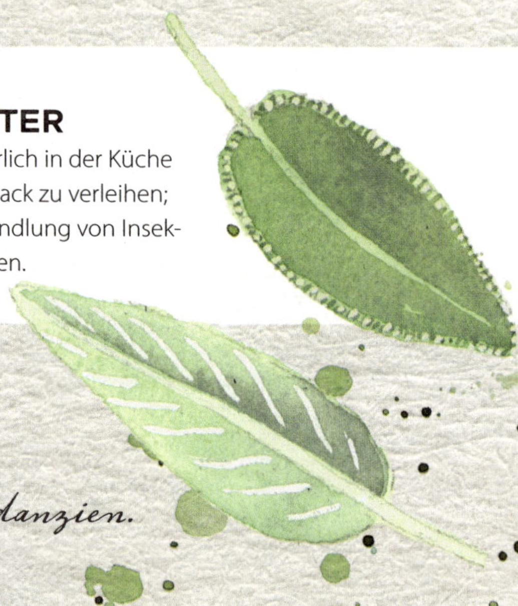

Reich an Antioxidanzien.

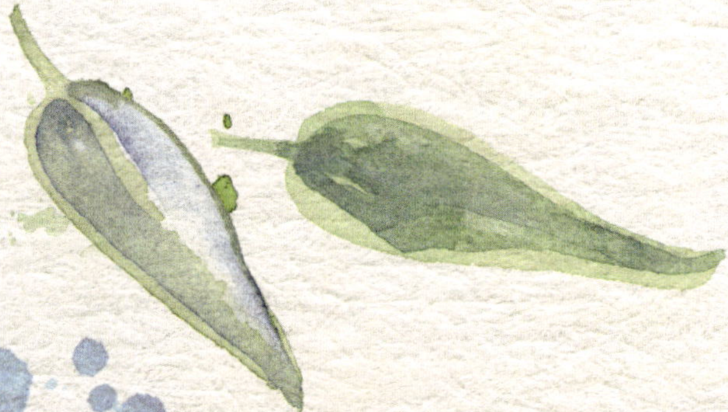

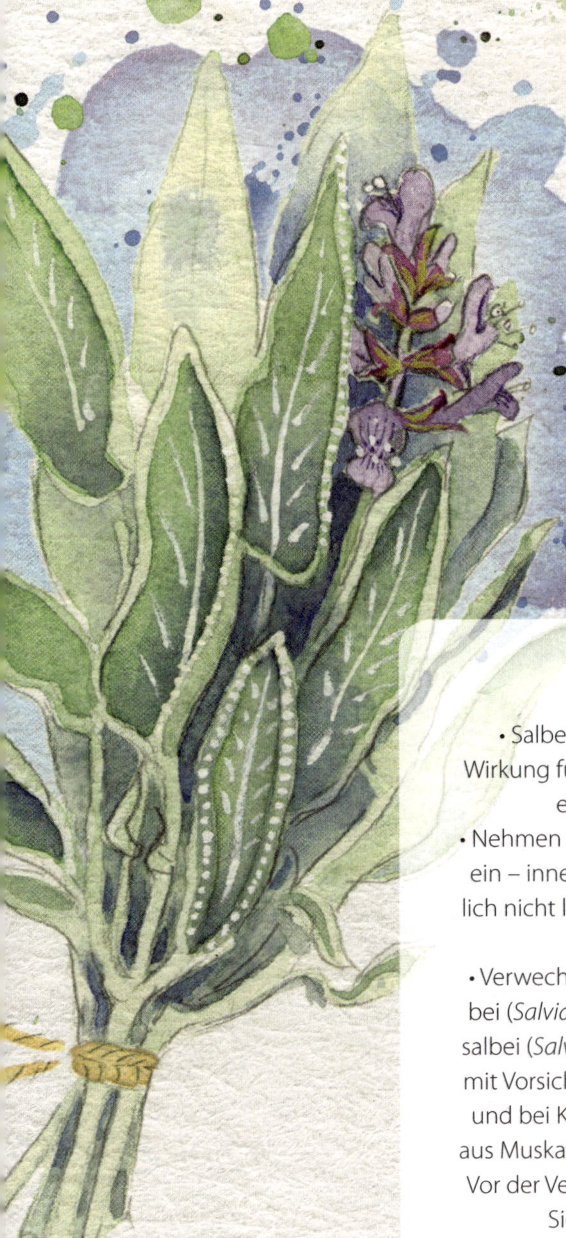

Mannigfache Heilwirkungen: reguliert Blutzucker- und Blutfettspiegel, hilft bei der Verdauung und vieles mehr.

ACHTUNG!

- Salbei wird wegen seiner östrogenähnlichen Wirkung für schwangere, stillende und an Brustkrebs erkrankte Frauen nicht empfohlen.
- Nehmen Sie ihn nicht über einen längeren Zeitraum ein – innerlich nicht länger als zwei Wochen, äußerlich nicht länger als eine (Empfehlungen der Europäischen Arzneimittel-Agentur).
- Verwechseln Sie das Ätherische Öl aus Echtem Salbei (*Salvia officinalis*) nicht mit dem aus Muskatellersalbei (*Salvia sclarea*). Öl aus Echtem Salbei sollten Sie mit Vorsicht anwenden, da es Fehlgeburten auslösen und bei Kleinkindern als Nervengift wirken kann. Öl aus Muskatellersalbei ist einfacher in der Anwendung. Vor der Verwendung jeder der beiden Sorten sollten Sie den Rat eines Experten einholen.

10. WERMUTKRAUT

Eine von Hildegards Lieblingspflanzen.

Artemisia absinthium

Dieses Kraut, dessen Blätter und Blüten dem Absinth Geschmack geben, war eine Lieblingspflanze Hildegards.

Sie empfahl **Wermutwein** zur Stärkung des Immunsystems und zur Vorbeugung vieler chronischer Erkrankungen. **Wermuttees** lindern laut Hildegard Magenschmerzen, Völlegefühl, Blähungen und Koliken; eine Massage mit **Wermutöl** hilft bei Husten, Grippe, rheumatischen und arthritischen Schmerzen.

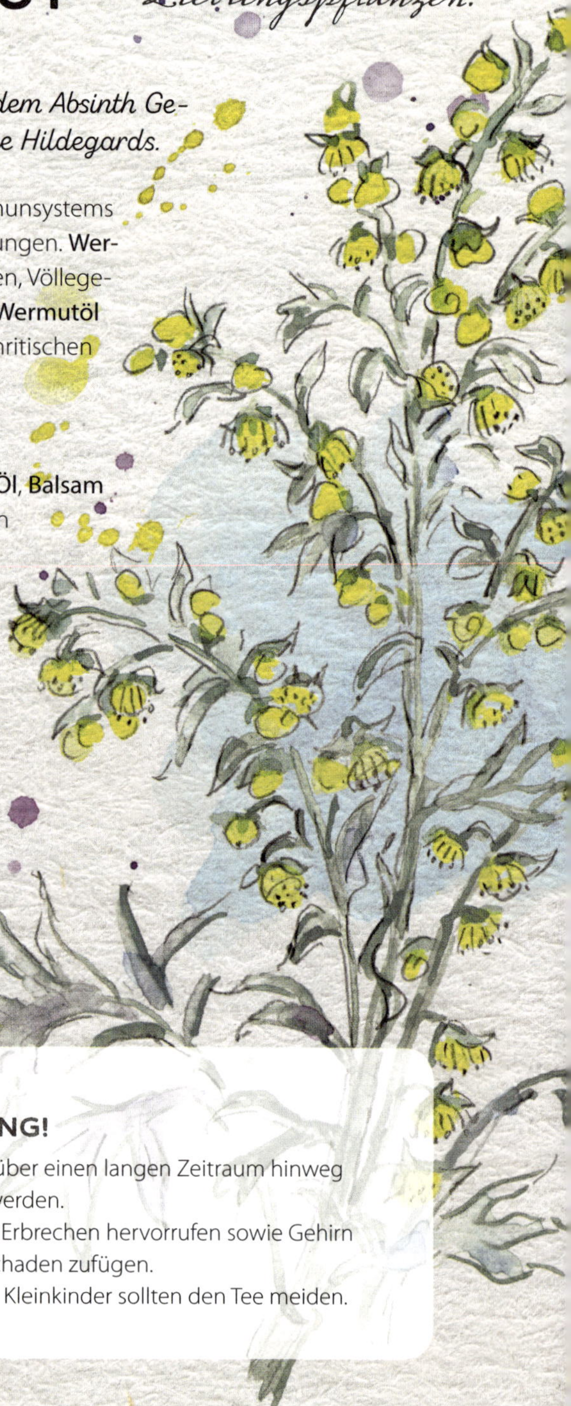

ANWENDUNG

Hildegard verwendete die Pflanze vor allem als **Öl**, **Balsam** oder in **Wein**. Heute gibt es **Wermutsalbe** gegen Rheuma; **Wermutöl** (eine 1:2-Mischung aus Olivenöl und Wermutsaft) wird immer noch bei Husten eingesetzt, besonders bei Kleinkindern. **HINWEIS**: Dieses Öl bitte nicht mit Ätherischem Wermutöl verwechseln, welches wegen seines hohen Gehalts an giftigem Thujon mit Vorsicht benutzt werden sollte.

Für einen Tee aus den blühenden Spitzen der Pflanze 1 TL in 250 ml Wasser 5 bis 7 Minuten ziehen lassen. Bis zu vier Wochen lang können Sie ein bis drei Tassen täglich trinken.

ACHTUNG!

- Wermuttee darf nicht in großer Menge über einen langen Zeitraum hinweg getrunken werden.
- Zuviel Wermut kann Magenkrämpfe und Erbrechen hervorrufen sowie Gehirn und Nervensystem Schaden zufügen.
- Schwangere und stillende Frauen sowie Kleinkinder sollten den Tee meiden.

Das Veilchen wirkt gegen Migräne und Augenprobleme.

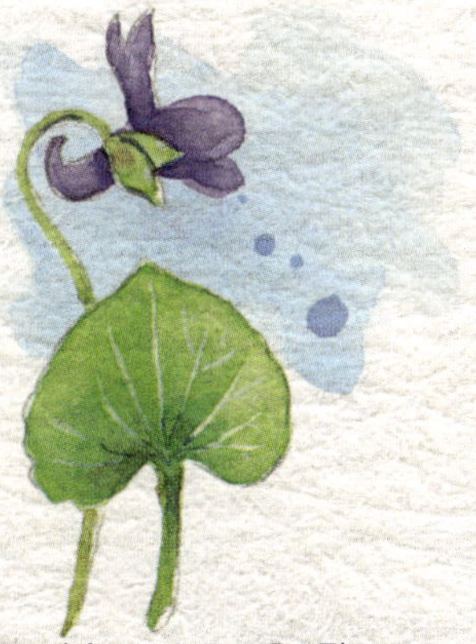

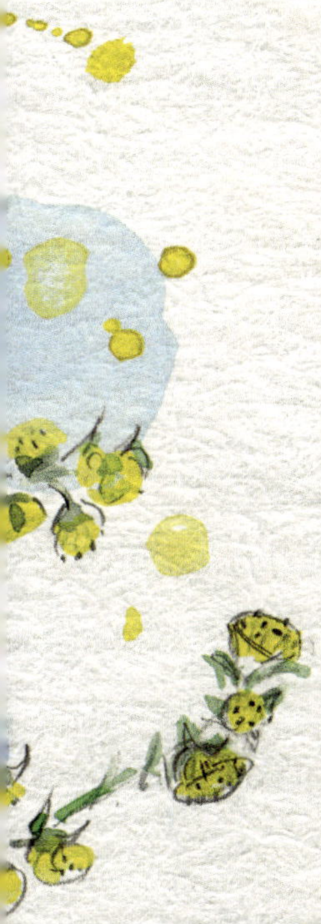

BONUSPFLANZE DUFTVEILCHEN

Viola odorata

Diese kleine Blühpflanze hilft bei vielen Hautproblemen, z. B. Ekzemen, Narben, Dehnungsstreifen, Warzen und Zysten, sowie bei Migräne, überanstrengten Augen und Augenerkrankungen.

Das Duftveilchen ist auch für seine schleimlösende Wirkung bekannt; es erleichtert das Abhusten von Schleim. Außerdem wirkt es lockernd und beruhigend bei Stress, Schlaflosigkeit und Rheumaschmerzen.

ANWENDUNG

Zur Behandlung kleinerer Hautprobleme wendete Hildegard das Duftveilchen meist in Form eines Balsams an (siehe S. 129). Dazu empfahl sie **Veilchenöl**, das es heute in Gesundheitsläden und online gibt, und **Veilchenwein** aus in Wein gekochten Veilchenblättern und -blüten.

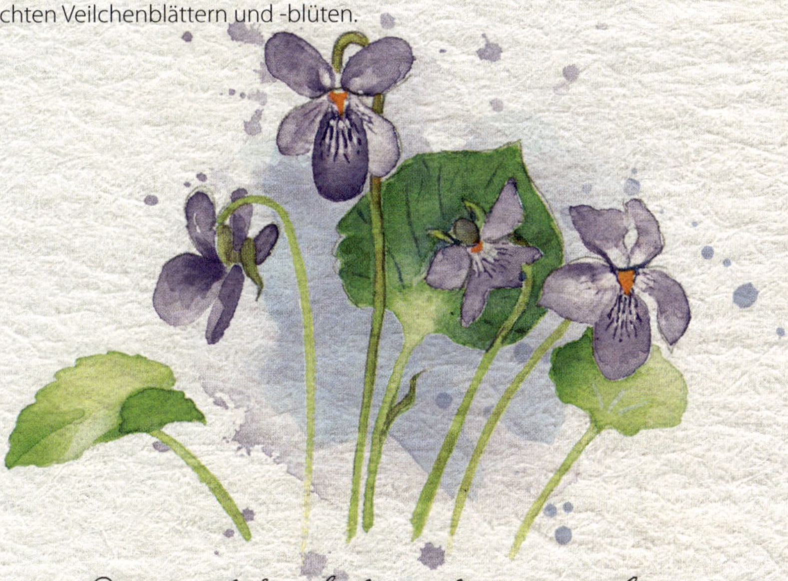

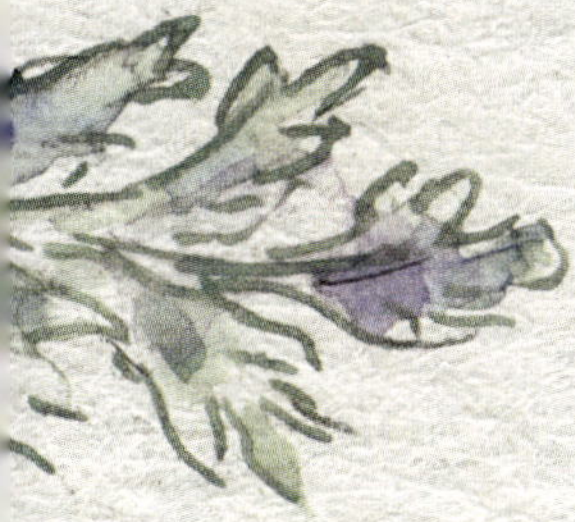

Duftveilchenbalsam lindert viele Hautleiden.

VERSCHIEDENE PFLANZLICHE ZUBEREITUNGEN

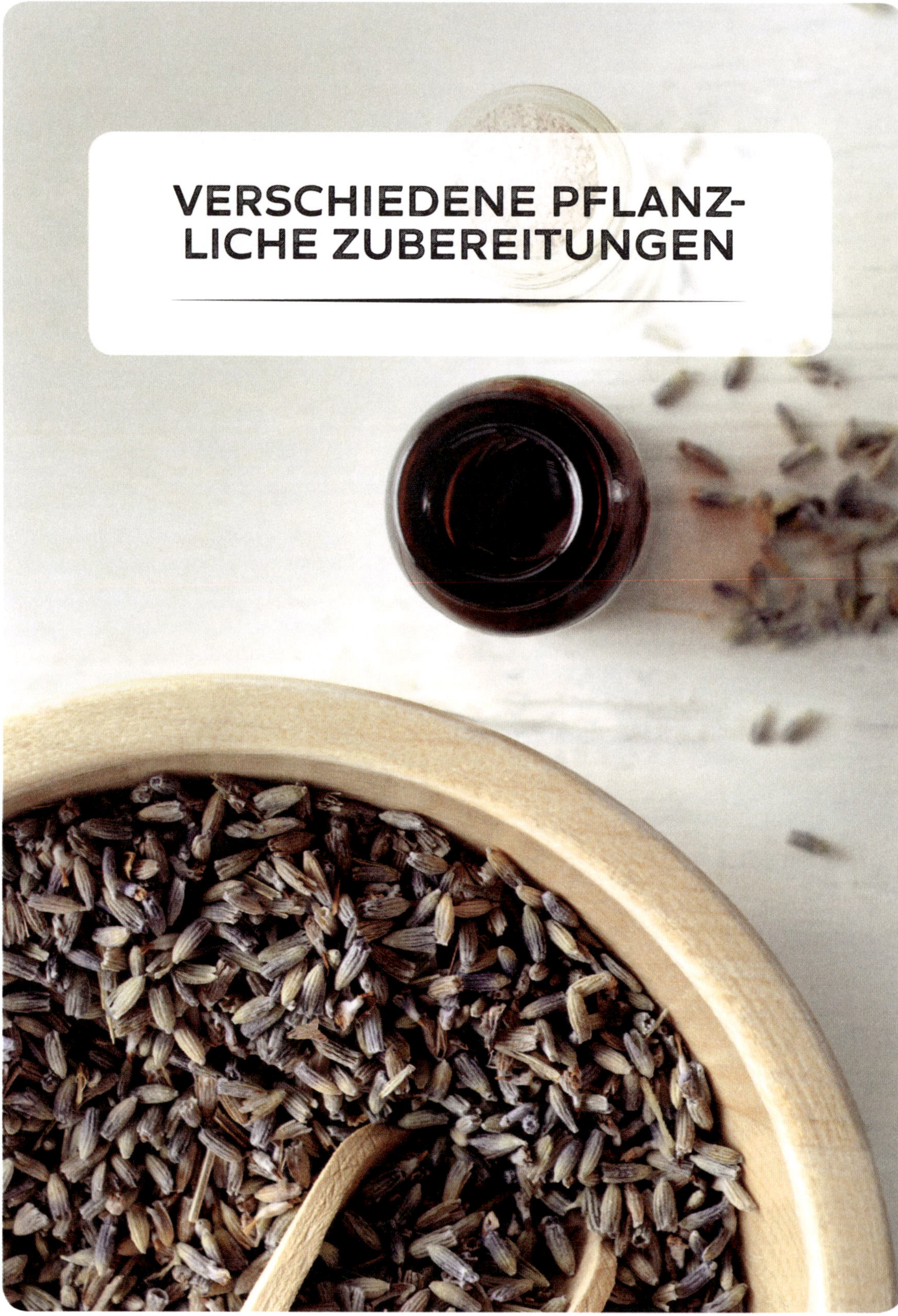

ZUBEREITUNGEN, DIE SIE SELBST HERSTELLEN KÖNNEN

WEINE UND HEILTRÄNKE Starke Heilmittel, die in Maßen angewendet werden sollten.
KRÄUTERSIRUPS Mischungen aus Pflanzensaft und Zucker, durch Erhitzen eingekocht
LATWERGEN, z. B. die Birnen-Latwerge (siehe S. 139): Eine Art dicke Paste zum Einnehmen, die aus Fruchtfleisch mit Sirup oder Honig besteht.
KRÄUTERTEES Als Aufgüsse (Pflanzenbestandteile werden mit kochendem Wasser übergossen) oder Sude (Pflanzenbestandteile werden einige Minuten in Wasser gekocht).

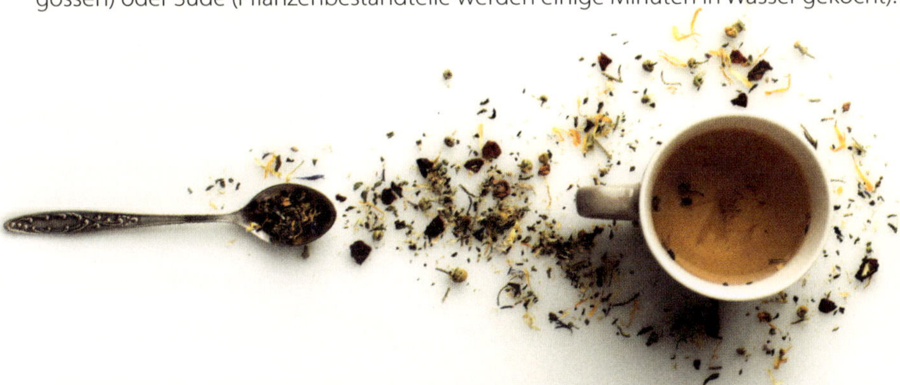

SUPPEN Mischungen aus Pflanzenbestandteilen, Fetten und Mehl.
LÖSUNGEN/TINKTUREN Pflanzensude, die auf die Haut aufgetragen werden.
SALBEN UND BALSAME Dicke Cremes, auf die Haut aufgetragen.
DURCH MAZERATION ERZEUGTE ÖLE Öle, in denen Pflanzen gelöst werden.
UMSCHLÄGE Blätter, Blüten oder andere Zutaten, als Kompresse auf die Haut aufgebracht.

FERTIGE HEILMITTEL

URTINKTUREN

Pflanzenextrakte, die man durch die Mazeration von Pflanzen in Alkohol erhält. Sie sind konzentrierter als Aufgüsse oder Sude. Die Substanzen lösen sich in Wasser oder Alkohol. Sie können innerlich angewendet werden, indem man einige Tropfen in Wasser auflöst (dabei genau die angegebene Dosierung einhalten), oder äußerlich, z. B. als Kompressen.

ÄTHERISCHE ÖLE

Da diese Öle hochkonzentriert sind, sollten sie mit besonderer Vorsicht angewandt werden. Ätherische Öle, wie wir sie kennen, gab es zu Hildegards Zeit noch nicht, aber sie konnte die Pflanzeneigenschaften in ihren Heilmitteln bereits sehr gut verwerten, indem sie die Bestandteile bei der Herstellung von Aufgüssen, Weinen, Ölen und Balsamen extrahierte. Die Erfindung der Destillation hat alles einfacher gemacht, sodass wir die Öle heute einfach in kleinen Fläschchen kaufen können. Bei diesen Ätherischen Ölen ist es jedoch sehr wichtig, sich an die angegebene Dosierung zu halten; meist reichen schon 1 oder 2 Tropfen. Tauschen Sie nie ein Ätherisches Öl gegen ein anderes aus, selbst wenn sie ähnlich heißen! So ist Ätherisches Öl aus Echtem Salbei giftig, Öl aus Muskatellersalbei jedoch nicht.

ACHTUNG!

- Verwenden Sie Ätherische Öle nie wahllos, nur weil Sie den Duft mögen! Viele dürfen während der Schwangerschaft (besonders im ersten Trimester), in der Stillzeit und bei Babys und Kleinkindern nur mit Vorsicht eingesetzt werden; manche sind für Kinder sowie schwangere und stillende Frauen gänzlich ungeeignet, da sie giftig sein können. Unbedingt vor der Verwendung abklären!
- Vor dem Auftragen auf die Haut daran denken: Manche Öle müssen erst in einem Pflanzenöl oder etwas Seife oder Duschgel aufgelöst werden.
- Tragen Sie Ätherische Öle nie in Augennähe auf. Sollte etwas davon ins Auge gelangen, spülen Sie dieses sofort eher mit Pflanzenöl als mit Wasser aus.
- Manche Ätherischen Öle sind lichtempfindlich; bis 2 Stunden nach dem Auftragen auf die Haut sollten Sie direkte Sonneneinstrahlung meiden.
- Um die Wirksamkeit der Öle zu erhalten, sollten die Fläschchen immer gut verschlossen sein und an einem kühlen, dunklen Ort aufbewahrt werden.

HYDROLATE (auch als Pflanzen- oder Blütenwässer bekannt)

Sie entstehen als Kondensate bei der Destillation Ätherischer Öle. Diese „Wässer" haben die gleichen Funktionen wie Ätherische Öle, wirken aber weniger stark, weil sie viel geringer konzentriert sind. Dafür sind sie aber einfacher anzuwenden und besitzen keine Gegenanzeigen. Hydrolate können, z. B. als Gesichtswasser, direkt auf die Haut aufgetragen oder als Vorbereitung für kosmetische Behandlungen verwendet werden. Auch innerlich, z. B. für eine bessere Verdauung, kann man sie einnehmen. Vor Licht und Wärme geschützt, halten sie sich bis zu ein Jahr. Am besten bewahren Sie sie im Kühlschrank auf.

BACHBLÜTENESSENZEN

Diese Essenzen existierten zu Hildegards Zeit noch nicht, aber hätte es sie schon gegegeben, hätte Hildegard sie bestimmt eingesetzt. Erfunden wurden sie in den 1930er-Jahren vom britischen Arzt Dr. Edward Bach. Er war davon überzeugt, dass „uns nichts geschehen kann, solange Seele, Körper und Geist im Einklang sind". Er beschloss, ein eigenes therapeutisches Verfahren zu entwickeln, um sich vor der Behandlung einer Krankheit zunächst um die Seele zu kümmern. Er stellte eine Liste aus 38 Blüten auf, die psychologische Probleme heilen sollten.

Letztere teilte er in sieben Kategorien wie Angst, Einsamkeit und Unsicherheit ein. Zweck seiner Heilmittel ist es, einen negativen Gemütszustand in eine positive Handlungseinstellung zu verwandeln. Seine Tropfen zum Einnehmen werden noch heute hergestellt.

WIE MAN SIE ANWENDET In emotionalen Situationen, in denen eine einzelne Essenz gebraucht wird, nehmen Sie davon viermal täglich 4 Tropfen in einem Glas Wasser aufgelöst oder direkt unter die Zunge geträufelt.

In emotionalen Situationen, in denen Sie mehrere Essenzen gleichzeitig verwenden wollen, können Sie eine Lösung aus bis zu sieben verschiedenen Essenzen herstellen. Mit einem Tropfenzähler geben Sie 2 Tropfen jeder gewünschten Essenz in eine 0,3-Liter-Glasflasche, gießen sie mit Mineralwasser auf und schütteln sie. Nehmen Sie davon viermal täglich 4 Tropfen, oder sprühen Sie sie viermal täglich zweimal als Spray.

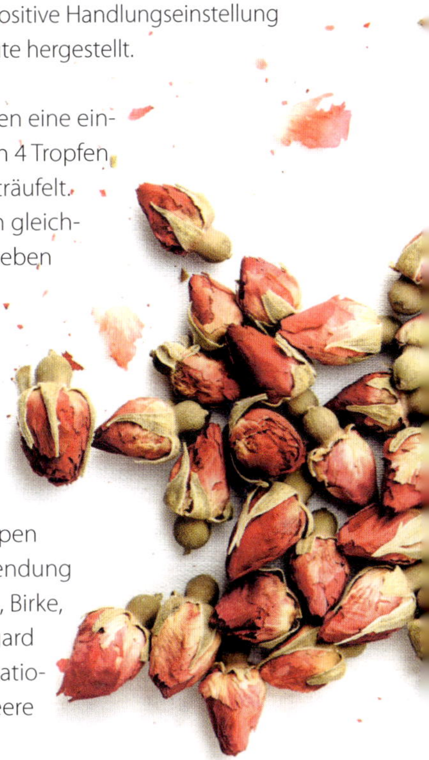

GEMMOTHERAPEUTISCHE PRÄPARATE

Hildegard, die als Erste den therapeutischen Nutzen von Knospen und jungen Pflanzentrieben erkannte, befürwortete die Verwendung von Knospen einiger Arten, darunter Schwarze Johannisbeere, Birke, Kastanie, Wildrose, Esche, Pappel, Apfel und Linde. Laut Hildegard können z. B. Birkenknospen zur Behandlung kleinerer Hautirritationen eingesetzt werden, während die Knospen der Johannisbeere belebend und entstressend wirken und die Gelenke lockern.

ES GIBT ZWEI HAUPTARTEN GEMMOTHERAPEUTISCHER PRÄPARATE:

- **Konzentrierte (oder Ur-) Glyzerin-Mazerate**, die durch die Mazeration von Knospen in Wasser, Alkohol und Glyzerin entstehen. Nehmen Sie morgens 5 bis 15 Tropfen in etwas Wasser mit Honig aufgelöst, oder lassen Sie sie vor dem Schlucken auf der Zunge zergehen.
- **Verdünnte Glyzerin-Mazerate**, die durch die Mazeration von Knospen in Alkohol und Glyzerin (ohne Wasser) entstehen. Das Präparat wird dann mit Wasser verdünnt (im Verhältnis 1:10) und schließlich „energetisiert" (kräftig gerührt). Dieses homöopathische Präparat wird nur in Apotheken verkauft. Die empfohlene Dosis ist 50 bis 100 Tropfen am Tag, in Wasser aufgelöst.

Die konzentrierte Form ist bequemer in der Anwendung (weniger Tropfen) und enthält weniger Alkohol. Generell sollte eine Behandlung mit Knospen zwei oder drei Monate dauern und nach drei Wochen stets eine Woche Behandlungspause folgen. Um die Gesundheit zu erhalten, wiederholen Sie die Behandlung jeden Monat für eine Woche. Gegen den Gebrauch von Knospen gibt es keine Einwände; bei angepasster Dosierung können sie auch Babys und Kleinkinder nehmen. Fragen Sie einen ausgebildeten Therapeuten.

DIE WIRKUNGEN VON HEILSTEINEN

Heute verstehen wir etwas mehr über die Funktionsweise der Lithotherapie – der Kunst, sich die heilenden Eigenschaften von Kristallen und anderen Schmucksteinen zunutze zu machen. Mineralien haben eine große Wirkung auf den menschlichen Körper, der ja selbst aus Mineralien (und sehr viel Wasser) besteht.

Der einfachste Weg, von den Eigenschaften eines Steins zu profitieren, ist, ihn jeden Tag 15 Minuten in der Hand zu halten oder beim Schlafen in den Kissenbezug zu legen. Damit der Stein auch wirklich wirkt, muss er eine gewisse Größe haben (mindestens 250–300 g).

Reinigen Sie Ihren Stein nach jedem Gebrauch. Er absorbiert nämlich bei jedem Einsatz Ihre Energie. Ist er damit gesättigt, kann er keine eigene Energie mehr abgeben und verliert so seine Heilwirkung. In den meisten Fällen ist die Reinigung mit Wasser ausreichend: Weichen Sie den Stein einen Tag lang oder über Nacht in einer Schüssel mit kaltem Wasser ein.

Hier eine kurze Zusammenfassung der Hauptsteine und ihrer Einsatzgebiete:

- **Bernstein** (gelb) wärmt Körper und Herz. Er verleiht Energie und Mut und lindert Zahnungsschmerz bei Säuglingen. Er wirkt heilend auf Magen, Milz, Nieren, Atemwege und Leber. Er bekämpft Allergien und chronische Erkrankungen. Um die Wirkung des Bernsteins zu erhalten, legen Sie ihn von Zeit zu Zeit in die Sonne.

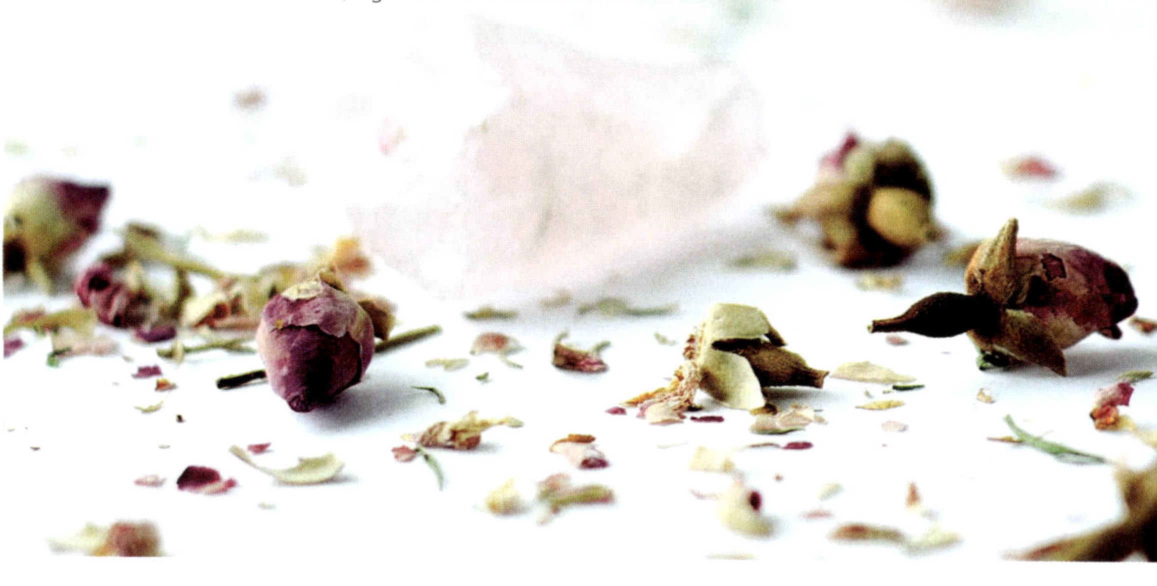

- Der **Achat** (vielfarbig) verleiht Kraft und Mut. Er wirkt gegen Vergiftungen, reinigt das Blut, stärkt Blutgefäße und Gewebe. Er lindert Fieber und hilft bei der Verdauung. Er kann gegen Haarausfall, Wachstumsschmerz, Nesselausschlag, übermäßiges Schwitzen, Schlafwandeln, virale Infektionen, Übersäuerung des Magens, Verstopfung und Ekzeme eingesetzt werden.
- Der **Amethyst** begünstigt Wohlbefinden und Harmonie, bekämpft die Vergiftungseffekte von Alkohol, Tabak, Drogen und Kaffee, beruhigt bei Ärger oder Sorgen und sorgt für tiefen, ruhigen Schlaf. Er unterstützt beim Lernen und Meditieren. Er kann gegen Kopfschmerzen, Schwindel, Diabetes, Epilepsie, Anämie, Arthritis, Asthma, Völlegefühl, Neuralgien, Bronchitis, Kehlkopfentzündung, Ekzeme, Furunkel, blaue Flecke und Heiserkeit eingesetzt werden.
- Der **Aquamarin** wirkt wohltuend auf die Atemwege und lindert Halsschmerzen.
- Der **Chalzedon** wird zur Vorbereitung vor dem Sprechen in der Öffentlichkeit empfohlen, zur Wiederherstellung der inneren Ruhe. Er hilft dabei, Ärger und Stress im Zaum zu halten.
- Der **Bergkristall** ist Empfänger, Überträger und Verstärker, der innere Stärke fördert, den Geist reinigt und die Schilddrüse reguliert. Er muss jeden Tag getragen werden. Säubern Sie ihn in Wasser ohne Salz, und laden Sie ihn in einem Haufen Quarz oder in der Sonne auf.
- Der **Karneol** ist besonders in der Schwangerschaft nützlich, da er auf Eierstöcke und Fruchtbarkeit wirkt. Zur Pflege einen halben Tag in Wasser einlegen, in der Sonne wieder aufladen.
- Der **Jaspis** wirkt stimulierend, gegen Müdigkeit und Lustlosigkeit. Er hilft Frauen bei Schwangerschaft und Geburt, behandelt emotionale Probleme und stärkt das Selbstvertrauen. Wer an Ischias leidet, sollte den Stein auf die schmerzende Stelle auflegen. Säubern Sie den Jaspis unter fließendem Wasser und laden Sie ihn in der Sonne wieder auf.
- **Süßwasserperlen** sind ein Symbol der Schönheit und Reinheit. Sie regen den Blutkreislauf an, lindern (Kopf-)Schmerzen, Müdigkeit und Depressionen. Bei Kopfschmerzen erwärmen Sie einige Perlen an der Sonne und legen sie auf Ihre Schläfen.
- Der **Saphir** ist gut für Haut, Haare und Nägel. Er lindert überarbeitete Augen und Migräne. Je intensiver die Farbe, desto wirkungsvoller der Stein.

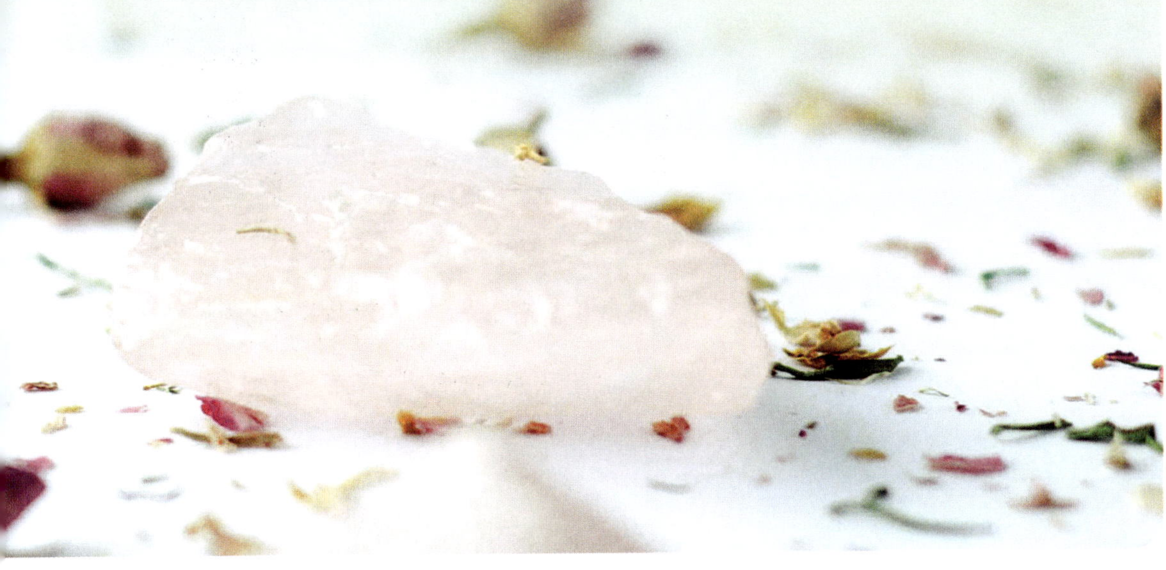

WEITERE ZUTATEN DER HILDEGARD-MEDIZIN

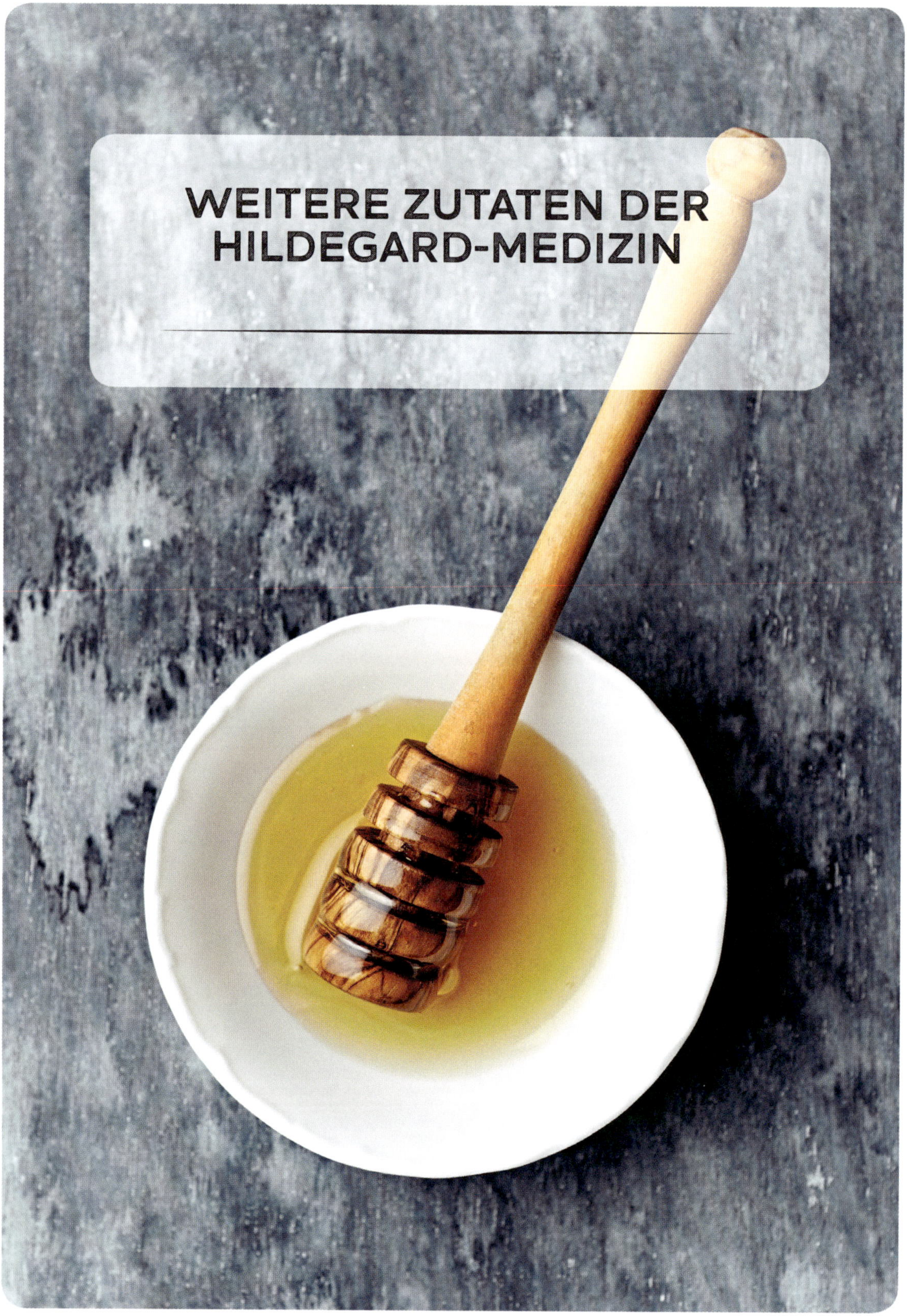

Wein fördert die Gesundheit, hebt die Stimmung und verstärkt die Heilwirkung von Kräutern.

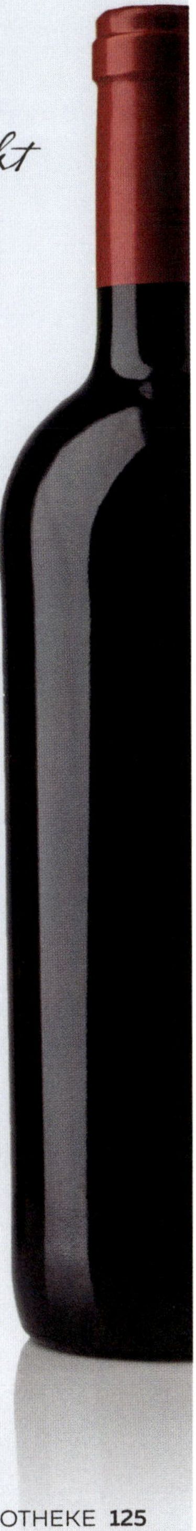

- **Wein** hilft der Verdauung, stärkt den Körper, lindert Kummer und Sorgen. Alkohol ist ein guter Konservierungsstoff für Kräuter, da er es ermöglicht, aktive Bestandteile zu extrahieren, die nicht wasserlöslich sind. Wein hat zudem einen kalorigenen Effekt, d. h. er erzeugt Wärme und beschleunigt so den Stoffwechsel des Körpers. Dadurch helfen medizinische Weine dabei, Keime und Gifte schnell abzutöten und Entzündungen zu lindern. Sie können weißen oder roten Wein nehmen, vorzugsweise Biopdodukte. Auf Wein basierende Heilmittel eignen sich natürlich nicht für Kinder.
- **Essig** ist wichtig, um die Zutaten von Umschlägen miteinander zu verbinden, und beim Zubereiten von Suden. Es ist eines der Nahrungsmittel, die im Mund zwar sauer schmecken, auf den Körper aber einen basenbildenden Effekt haben. Er hilft bei der Wiederherstellung der Säure-Basen-Balance und lindert dadurch bestimmte Gesundheitsprobleme wie Rheuma, Verdauungsbeschwerden, Migräne und Hautprobleme.
- **Honig** kann wegen seiner antiseptischen, heilenden und beruhigenden Eigenschaften äußerlich, aber auch innerlich angewendet werden, z. B. in der Birnen-Latwerge gegen Stress, siehe S. 139. Nehmen Sie immer guten, kaltgeschleuderten Bio-Honig. Jeder Honig hat bestimmte Eigenschaften, die von der Pflanze bzw. den Pflanzen abhängt, aus denen er gemacht wurde.
- **Tierische Fette**, besonders Ziegenfett, wurden von Hildegard zum Anrühren ihrer Salben verwendet. Heute ist das nicht mehr üblich. Sie können diese durch Pflanzenöl ersetzen und für die Textur Bio-Bienenwachs hinzugeben. Schmelzen Sie das Wachs auf niedrigster Stufe in einer Bain-Marie, bevor Sie es mit den anderen Zutaten mischen.

Hildegards Heilmittel nach Anwendungsgebieten

Hier bekommen sie ein Update: Hildegards natürliche Heilmittel helfen gegen so manche Alltagsbeschwerden und bieten Unterstützung in den verschiedensten Lebenslagen. Finden Sie hier viele nützliche Anleitungen und Rezepte, die von Hildegards Lieblingspflanzen und -zutaten Gebrauch machen.

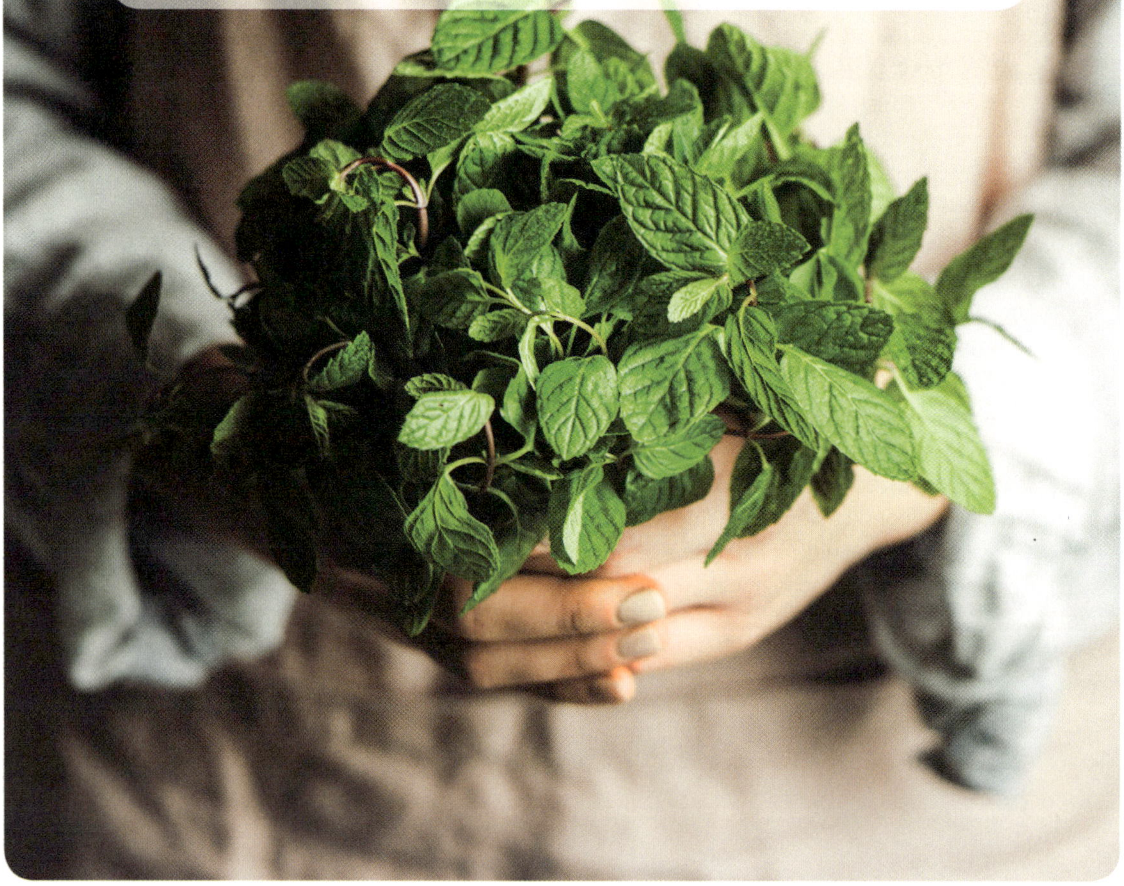

HAUT- & HAARPFLEGE

AKNE

- **Klettenwurzelsud** 50 g **Klettenwurzel** 15 Minuten in 1 Liter Wasser kochen, dann filtern und abkühlen lassen. Als Gesichtstinktur oder -spray verwenden. Diese äußere mit einer inneren Anwendung kombinieren: Dreimal täglich ½–1 TL Klettenwurzel mit 250 ml kochendem Wasser übergießen und trinken.
- **Gesichtsdampfbad mit Lavendel** 1 Handvoll **getrocknete Lavendelblüten** in einen Topf mit Wasser geben und zum Kochen bringen. 1 Minute kochen, dann vom Herd nehmen und 5 Minuten ziehen lassen. In eine Schüssel gießen, ein Handtuch über den Kopf legen und den Kopf für 10 Minuten über den aufsteigenden Dampf halten. Zweimal wöchentlich wiederholen. Wer möchte, ersetzt die Lavendel- durch **Kamillenblüten**.

INSEKTENBISSE UND -STICHE

- So schnell wie möglich 1 oder 2 Tropfen **Ätherisches Speik-Lavendelöl** oder **Ätherisches Öl Geranium Bourbon** auf den Biss oder Stich geben. Falls nötig, alle 15 Minuten wiederholen.
- Bei einem Bienenstich 2–3 Tropfen **Ringelblumen-Urtinktur** auftragen.

VERBRENNUNGEN, RISSIGE HAUT

- 2 Tropfen reines **Ätherisches Speik-Lavendelöl** auf die betroffene Stelle auftragen, während der ersten 45 Minuten oder 1 Stunde alle 15 Minuten wiederholen. Danach zwei- oder dreimal täglich auftragen. Bei einer größeren Verbrennung das Ätherische Öl zu gleichen Teilen mit etwas Pflanzenöl mischen.

DERMATOSEN (SCHUPPENFLECHTE, EKZEM, HAUTPILZE, IMPETIGO)

- **Für einen Klettenwurzelsud** 50 g **Klettenwurzel** 15 Minuten in 1 Liter Wasser kochen, dann filtern und abkühlen lassen. Kompressen darin einweichen, auf die betroffenen Stellen legen und 10 Minuten drauflassen. Diese äußere mit einer inneren Anwendung kombinieren: Dreimal täglich ½–1 TL Klettenwurzel mit 250 ml kochendem Wasser übergießen und trinken.

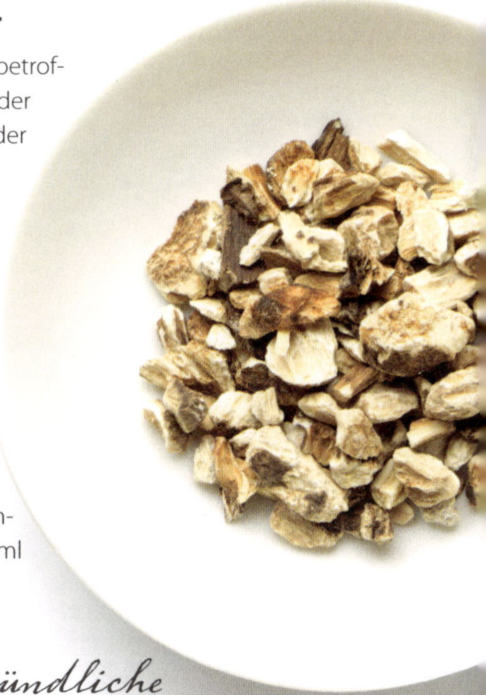

Die Klettenwurzel hat antientzündliche und antibakterielle Eigenschaften.

EKZEME

- Dreimal täglich etwas **Sand-Thymian-Balsam** (siehe unten) auf die betroffenen Stellen tupfen.
- **Salbeisud** 100 g **getrocknete Salbeiblätter** 5 Minuten in 1 Liter Wasser kochen. Vom Herd nehmen, 5 Minuten ziehen lassen, dann filtern. Kompressen darin einweichen und auf die Haut legen.

Hildegards Rezept:

SAND-THYMIAN-BALSAM

100 g Fett in einer Bain-Marie schmelzen. (Wer möchte, kann das Fett durch eine Mischung aus Öl und Bienenwachs ersetzen.) Leicht abkühlen lassen, dann 30 g gemahlenen Sand-Thymian einrühren. In ein Glas gießen, verschließen, wenn die Mischung erkaltet ist.

Natürliche antientzündliche und antibakterielle Eigenschaften.

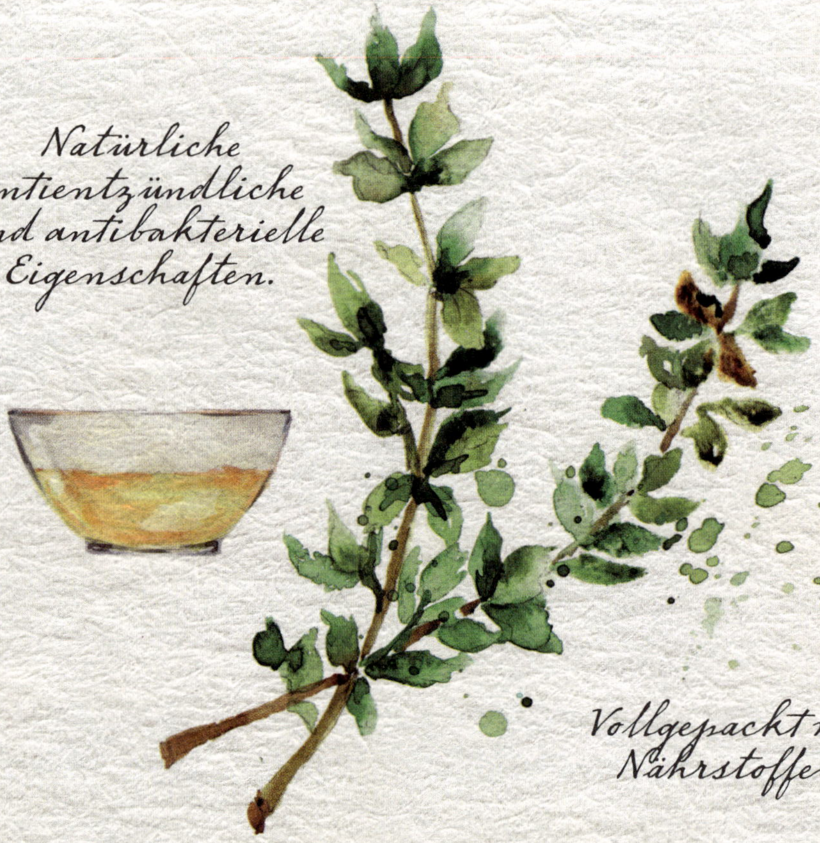

Vollgepackt mit Nährstoffen.

NARBEN

- Jede Nacht etwas **Veilchenblattbalsam** (siehe unten) in die betroffene Stelle einmassieren.

JUCKENDE, MÜDE AUGEN

- Einen **Saphir** mit Spucke anfeuchten und die Augenlider sanft damit betupfen.
- Bei überanstrengten Augen (z. B. durch Computerarbeit, Nähen oder das Lesen von Kleingedrucktem) mindestens einen Monat lang morgens und abends 5 Körnchen **Ruta graveolens 5C** einnehmen.

HAARAUSFALL

- 100 g **Brennnesselblätter** mit 500 ml Isopropanol 60%, 500 ml Wasser und 500 ml Weißweinessig mischen. 10 Tage mazerieren lassen. Den Saft aus den Blättern drücken und die Tinktur abends in die Kopfhaut einmassieren.

ÜBERMÄSSIGES SCHWITZEN

- Einige **frische Salbeiblätter** eine Woche in 200 ml Cidreessig mazerieren lassen, jeden Tag schütteln. Filtern. Die betroffenen Stellen jeden Abend vor dem Schlafengehen mit einigen Tropfen dieser Tinktur einreiben.

WARZEN

- Jede Nacht etwas **Veilchenblattbalsam** in die Warze einmassieren.

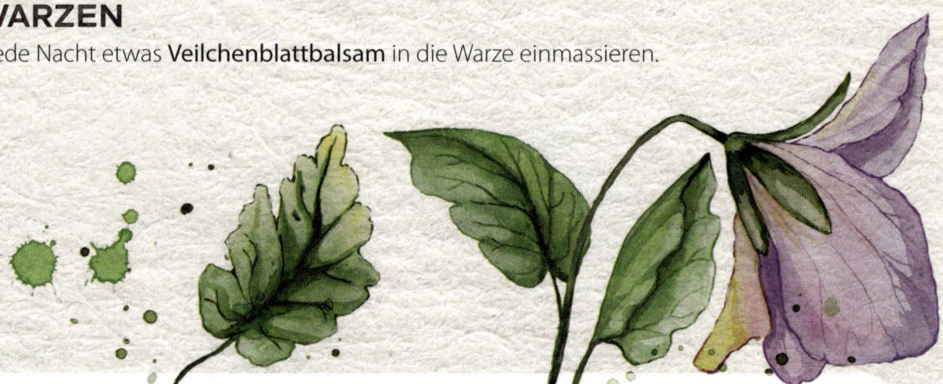

Hildegards Rezept:

VEILCHENBLATTBALSAM

In einen kleinen Topf 30 g Veilchen-Pflanzensaft*, 2 TL Olivenöl und 30 g Bienenwachs oder Kpangnan-Butter (eine ghanaische Pflanzenbutter) geben. In einer Bain-Marie zum Kochen bringen, in ein Glas gießen und abkühlen lassen. Im Kühlschrank aufbewahren. Hilft bei Kopfweh, vermindert Narben, behandelt Zysten und Warzen.

* Für Veilchen-Pflanzensaft die Blätter abspülen und auspressen. Online gibt es auch fertigen Veilchenblattbalsam und Ätherisches Veilchenblattöl.

FRAUENGESUNDHEIT

Regt den Milchfluss an.

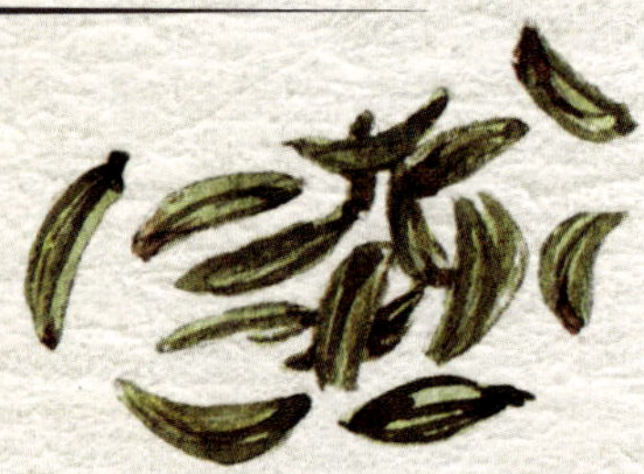

STILLEN

- Um den Milchfluss anzuregen: 1 TL zerstoßene **Fenchelsamen** in 250 ml Wasser geben. In einem kleinen Topf zum Kochen bringen, dann vom Herd nehmen und 10–15 Minuten ziehen lassen. Filtern und trinken, entweder vor dem Essen oder eine Stunde danach. Fenchel lindert auch Bauchweh bei gestillten Babys.
- **Brennnesseln** – im Salat, als Suppe oder als Tee – sind hier ebenfalls hilfreich. Zu guter Letzt kann auch ein Kreuzkümmeltee den Milchfluss anregen.

HITZEWALLUNGEN

- ½ TL **getrocknete Salbeiblätter und -blüten** in 250 ml kochendes Wasser geben. Abdecken und 10 Minuten ziehen lassen. Drei Tassen täglich trinken, maximal zwei Wochen lang.

MORGENÜBELKEIT

- 1 EL **getrocknete Schafgarbeblüten** 10 Minuten in 250 ml kochendem Wasser ziehen lassen. Drei Tassen täglich zwischen den Mahlzeiten trinken. Alternativ 30 Tropfen Schafgarbe-Urtinktur in ein Glas Wasser geben und dreimal täglich zwischen den Mahlzeiten trinken.

GEWICHTSKONTROLLE

- **Eschentee** 1 EL getrocknete Eschenblätter und 250 ml Wasser in einen Topf geben und zum Kochen bringen. 2 Minuten kochen, dann 10 Minuten ziehen lassen. Alternativ drei Wochen lang täglich 5–15 Tropfen **Eschenmazerat** nehmen, pur oder in etwas Wasser aufgelöst; mit einer niedrigen Dosis beginnen und langsam steigern.

DEHNUNGSSTREIFEN

- Jeden Abend etwas **Veilchenblattbalsam** (siehe S. 129) auf die betroffenen Stellen auftragen und einmassieren. Im vierten Schwangerschaftsmonat damit beginnen.

STARKE REGELBLUTUNGEN

- Hier helfen **kalte Umschläge**: Einige Leintücher in kaltes Wasser tauchen und um die Oberschenkel wickeln. Wiederholen, sobald die Tücher warm geworden sind.

REGELSCHMERZEN

- Essen Sie an jedem der drei Tage vor Ihrer Periode 100 g **frische Petersilie**. Sie können auch jeden Tag drei oder vier Tassen **Petersilientee** trinken (dazu 1 Bund Petersilie in 500 ml kochendes Wasser geben und 10 Minuten ziehen lassen).

UNREGELMÄSSIGE MENSTRUATION

- ½ TL **getrocknete Salbeiblätter und -blüten** in 250 ml kochendes Wasser geben. Abdecken und 10 Minuten ziehen lassen. Drei Tassen täglich trinken, maximal zwei Wochen lang.

PRÄMENSTRUELLES SYNDROM

- Zwei-oder dreimal pro Woche etwas **Mutterkrautsuppe** (siehe unten) essen.

Hildegards Rezept:

MUTTERKRAUTSUPPE

1 TL Mutterkraut-Urtinktur, 250 ml Wasser, 1 EL Butter, 1 EL Dinkelgrieß oder -mehl, Salz und ein wenig Bertramwurzel in einen Topf geben. 5 Minuten kochen.

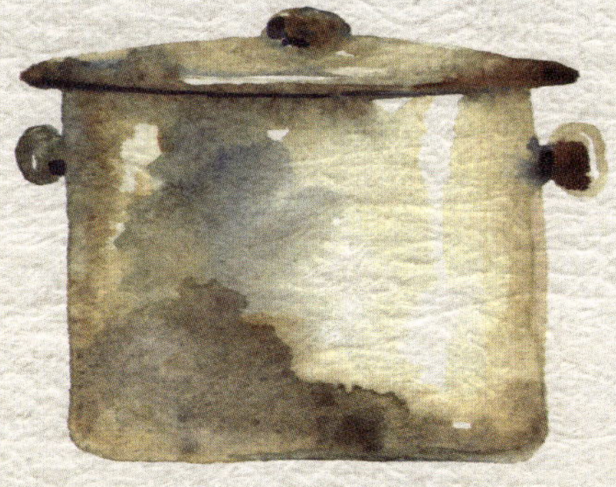

Mutterkrautsuppe trägt zur Linderung prämenstrueller Probleme bei.

ZAHNGESUNDHEIT

APHTHEN IM MUND

- Einen Sud aus **Ruprechtskraut** (*Geranium robertianum*) herstellen. Dazu 4 TL des getrockneten Krautes 15 Minuten in 200 ml kaltem Wasser einweichen. Auf niedriger Stufe erhitzen, bis das Wasser kocht. Vom Herd nehmen und 15 Minuten ziehen lassen, dann abkühlen lassen und filtern. Diesen Sud zweimal täglich als Mundwasser verwenden.
- Einige **frische Salbeiblätter** kauen.

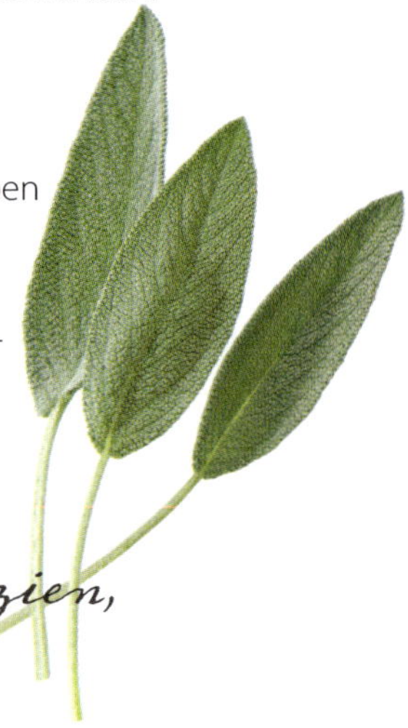

GINGIVITIS (ZAHNFLEISCHENTZÜNDUNG)

- Einen Sud aus **Ruprechtskraut** *(Geranium robertianum)* herstellen, wie oben beschrieben aus 4 TL getrocknetem Kraut und 200 ml Wasser. Diesen Sud zweimal täglich als Mundwasser verwenden.
- Sie können auch 1 Tropfen **Ätherisches Ruprechtskrautöl** auf das schmerzende Zahnfleisch geben oder einige Tropfen des Ätherischen Öls in einem Glas warmen Wassers aufgelöst als Mundwasser verwenden.
- Einige **frische Salbeiblätter** kauen.

Salbeiblätter sind reich an Antioxidanzien, die zur Mundgesundheit beitragen.

ZAHNEN

- **Bernsteinöl** (siehe unten) wird zur Linderung von Zahnungsschmerz bei Säuglingen empfohlen, da Bernstein ein natürliches Harz ist, das Kampfer und Jod enthält. Ein wenig Öl in den Händen anwärmen, damit es sich schöner anfühlt, dann sanft in Wangen und Körper Ihres Babys einmassieren.

BERNSTEINÖL*

Einen Bernstein für mindestens eine Woche in Bio-Jojobaöl einweichen, bevor Sie das Öl dann verwenden. Jojobaöl ist sehr feuchtigkeitsspendend, aber nicht fettig.

** Originalrezept von Martine Viniger, Bachblüten-Ausbilderin*

MUNDGERUCH

- Einige **Fenchelsamen** kauen. Diese helfen auch sehr gut bei Verdauungsproblemen!

MUSKEL- & GELENKPROBLEME

ARTHRITIS

- ½–1 TL **Klettenwurzel** in 250 ml kochendem Wasser ziehen lassen, drei Tassen täglich trinken.
- **Eschentee** 1 EL getrocknete Eschenblätter und 250 ml Wasser in einen Topf geben und zum Kochen bringen. 2 Minuten kochen, dann 10 Minuten ziehen lassen. Alternativ drei Wochen lang täglich 5–15 Tropfen **Eschenmazerat** nehmen, pur oder in etwas Wasser aufgelöst; mit einer niedrigen Dosis beginnen und langsam steigern.
- 5–15 Tropfen **Birken-** oder **Schwarze Johannisbeerblüten-Urtinktur** nehmen. Mit 5 Tropfen beginnen, dann jeden Tag 1 Tropfen mehr nehmen (maximal 15), bis der gewünschte Effekt eintritt. Direkt auf die Zunge träufeln, in Wasser auflösen oder mit etwas Honig mischen. Drei Monate beibehalten; jeweils nach drei Wochen eine Einnahmepause einlegen. **ACHTUNG** Schwarze Johannisbeerblüten nicht nehmen, wenn Sie an hohem Blutdruck leiden.

RHEUMA

- Regelmäßig **Kurkuma** zu sich nehmen, das für seine antientzündlichen Eigenschaften bekannt ist, sowie mit etwas Honig gesüßtes **Quittenkompott**.
- Die schmerzenden Stellen mindestens sechs Wochen lang täglich mit etwas **Wermutbalsam** oder **Lavendelöl** (siehe unten) massieren – so oft Sie möchten.

TIPP Eine Ansammlung von Giftstoffen könnte für die rheumatischen Beschwerden mitverantwortlich sein. Um dem vorzubeugen, sollten Sie Giftstoffe aus Ihrer Ernährung verbannen. Nach Hildegards Ernährungsprinzipien zu leben ist dafür eine gute Lösung!

Hildegards Rezept:

LAVDENDELÖL

50 g getrocknete Lavendelblüten in eine Glasflasche geben, 500 ml Olivenöl daraufgießen und die Flasche verschließen. In der Sonne eine Woche lang mazerieren lassen, die Flasche einmal täglich schütteln. Filtern und an einem dunklen Ort aufbewahren.

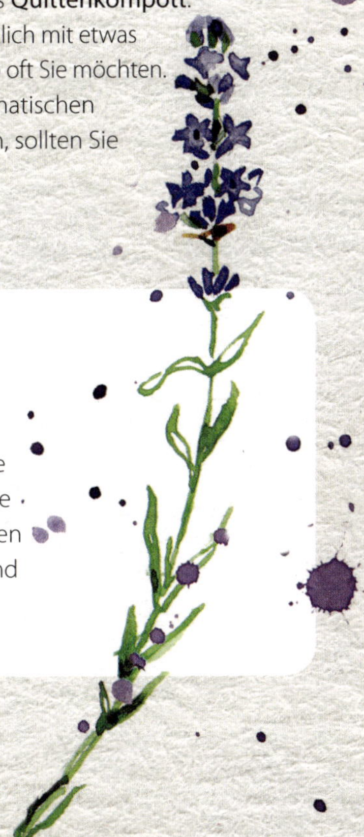

Lavendelöl hilft bei Entzündungen.

MUSKEL- ODER GELENKSCHMERZEN

- ½ TL **getrocknete Arnikablüten** 5–10 Minuten in 100 ml Wasser kochen. Abkühlen lassen, dann Kompressen darin einweichen und auf die schmerzenden Stellen auflegen. Mehrmals täglich wiederholen. Alternativ die schmerzenden Stellen mit einigen Tropfen **Arnikaöl** oder **Arnicasalbe** (aus der Apotheke) massieren.

HEXENSCHUSS

- Eine Handvoll **Eschenblätter** 5 Minuten in 500 ml Wasser kochen, dann filtern. Die warmen Blätter auf die schmerzende Stelle auflegen und 2 Stunden drauflassen. Wenn nötig, wiederholen.

ALLERGIEN & ATEMWEGSINFEKTIONEN

ASTHMA

- 2 Tropfen **Ätherisches Ysop-decumbens-Öl** in etwas Pflanzenöl auflösen, mt diesem Öl die Wirbelsäule und die Fußsohlen massieren.

BRONCHITIS

- 2 EL **getrocknete Malvenblüten** in 1 Liter kochendes Wasser geben und 10 Minuten ziehen lassen. Ein bis drei Tassen täglich davon trinken.
- **Salbeiwein** herstellen: Dazu 60 g frische Salbeiblätter und 2–3 EL flüssigen Honig in eine Flasche Weißwein geben. Die Flasche wieder verschließen und den Wein 10 Tage mazerieren lassen. Jeweils morgens, mittags und abends ein kleines Glas davon trinken.

HUSTEN

- Die Brust mit 1 oder 2 Tropfen **Wermutöl** (eine Mischung aus einem Teil Olivenöl und zwei Teilen Wermutsaft) massieren. Wenn nötig, wiederholen. Dieses Öl hilft besonders Säuglingen und bekämpft auch die Grippe.
  ACHTUNG Sollte das Öl eine Hautreaktion hervorrufen, die Stelle mit Wasser abspülen.
- **Einen Ysoptee machen:** Dazu 1 TL getrockneten **Ysop** in 250 ml kochendes Wasser geben und 10 Minuten ziehen lassen.
  ACHTUNG Kinder oder Menschen mit nervöser Disposition sollten Ysop nicht innerlich anwenden.
- 2 EL **getrocknete Malvenblüten** in 1 Liter kochendes Wasser geben und 10 Minuten ziehen lassen. Ein bis drei Tassen täglich davon trinken.

Lorbeerblätter und Nelken helfen dem Körper bei der Infektabwehr.

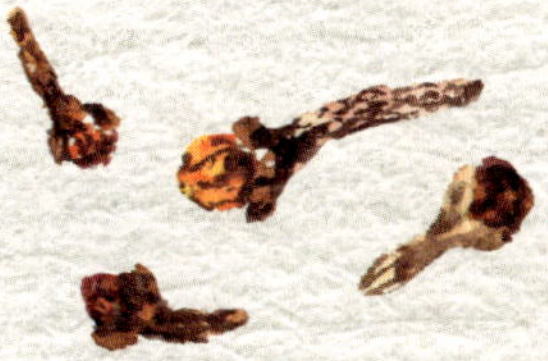

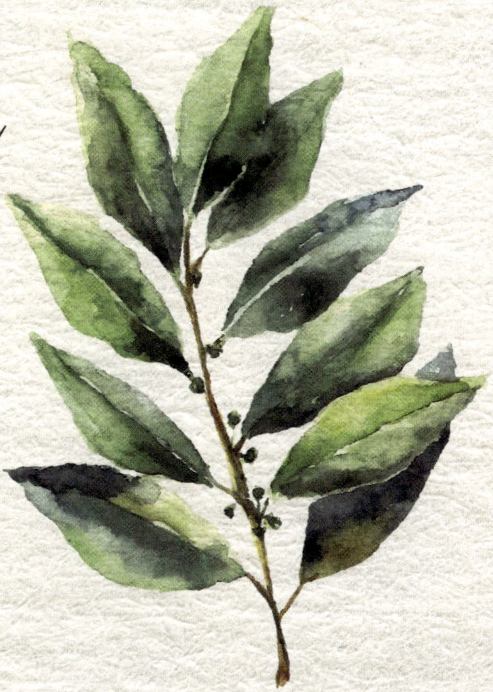

GRIPPE, VIREN

- 1 **Zimtstange**, 2 **Lorbeerblätter**, 4 **Nelken** und 2 Zweige **Thymian** 5 Minuten in 250 ml Wasser kochen lassen. Filtern und abends trinken.
- 1 TL **getrocknete Lavendelblüten** 10 Minuten in 250 ml heißem Wasser ziehen lassen. Zwischen den Mahlzeiten trinken.

NEBENHÖHLENENTZÜNDUNG

- 4 –5 Tropfen **Ätherisches Ysop-decumbens-Öl** in eine Schüssel heißes Wasser geben. Ein Handtuch über den Kopf legen, den Kopf über die Schüssel halten und den Dampf inhalieren.

ALLERGISCHER SCHNUPFEN

- 5–15 Tropfen **Schwarze Johannisbeerblüten-Urtinktur** nehmen. Mit 5 Tropfen beginnen, dann jeden Tag 1 Tropfen mehr nehmen (maximal 15), bis der gewünschte Effekt eintritt. Direkt auf die Zunge träufeln, in Wasser auflösen oder mit etwas Honig mischen. Drei Monate beibehalten; jeweils nach drei Wochen eine Einnahmepause einlegen. **ACHTUNG** Schwarze Johannisbeerblüten nicht nehmen, wenn Sie an hohem Blutdruck leiden.

DARM- & HERZGESUNDHEIT

VERSTOPFUNG

- Um chronische Verstopfung zu behandeln – besonders bei älteren Menschen, Kindern und schwangeren Frauen –, 2–3 EL **getrocknete Malvenblüten** in 1 Liter heißes Wasser geben und 10 Minuten ziehen lassen. Zwei bis vier Tassen täglich trinken.

HÄMORRHOIDEN

- 50 g **Ruprechtskraut (*Geranium robertianum*)** 15 Minuten in 2 Litern kochendem Wasser ziehen lassen. Wenn es genügend abgekühlt ist, in eine kleine Wanne geben und ein zehnminütiges Sitzbad darin nehmen. Zwei bis drei Wochen lang alle zwei bis drei Tage wiederholen.

ZUR ENTGIFTUNG

- ½–1 TL **Klettenwurzel** in 250 ml kochendem Wasser ziehen lassen, drei Tassen täglich trinken.
- **Eschentee** trinken oder drei Wochen lang 5–15 Tropfen **Eschenmazerat** nehmen, entweder pur oder in etwas Wasser aufgelöst (mit einer niedrigen Dosis beginnen, langsam steigern).

DIABETES

- Am Ende jeder Mahlzeit 1 Tropfen **Ätherisches Ruprechtskrautöl** unter die Zunge träufeln oder auf eine neutrale Tablette geben und im Mund zergehen lassen.
- Regelmäßig **Zimt** zu sich nehmen, da er hilft, den Blutzuckerspiegel zu regulieren.

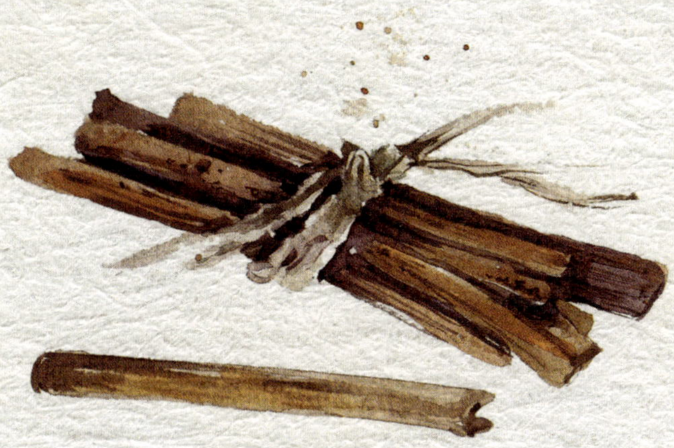

Zimt ist eines von Hildegards „Gewürzen des Frohsinns".

Beruhigt bei Magenverstimmung.

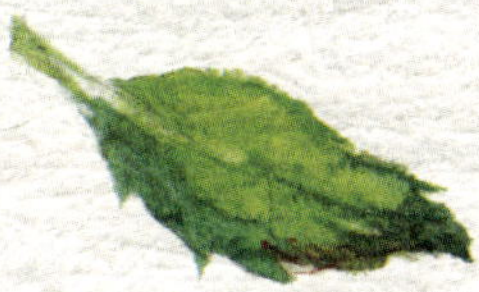

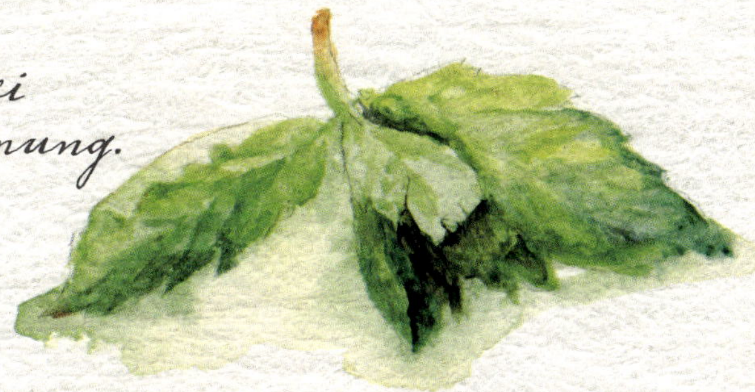

Verbessert die Verdauung.

VERDAUUNGSPROBLEME

- 1 TL **getrocknete Minzblätter** 10 Minuten in 250 ml Wasser ziehen lassen. Eine Stunde nach der Mahlzeit trinken. Alternativ einige Tropfen **Minzalkohol** auf einen Zuckerwürfel geben und im Mund zergehen lassen.
- **Engelwurzsud** 1 TL **Arznei-Engelwurz** mit 250 ml Wasser in einen Topf geben, 2 Minuten kochen, dann 20 Minuten ziehen lassen. Zum Ende einer Mahlzeit trinken.
- Nach einer Mahlzeit 2 Tropfen **Ätherisches Fenchelöl** mit ein wenig Pflanzenöl mischen und damit im Uhrzeigersinn den Bauch massieren. Alternativ 2 Tropfen des Ätherischen Öls auf einen Zuckerwürfel geben und im Mund zergehen lassen.

VÖLLEGEFÜHL

- 2½ TL **Fenchelwurzel** 2 Minuten in 500 ml Wasser kochen, dann vom Herd nehmen und abgedeckt 10 Minuten ziehen lassen. Filtern und dreimal täglich trinken, 15 Tage lang. Besser die Wurzeln als die Samen nehmen, denn letztere wirken stark harntreibend.

BELASTETE LEBER

- Etwas **Lavendelwein** ansetzen (siehe unten). Dreimal täglich über zwei bis vier Monate ein Schnapsglas lauwarmen Lavendelwein trinken.

Hildegards Rezept:

LAVENDELWEIN

1 Liter Wein in einen Topf gießen. 20 g frische, trockene Lavendelblüten oder 2 TL getrockneten Lavendel zugeben. Zum Kochen bringen, 5 Minuten sanft köcheln lassen. In eine Flasche gießen und bei Zimmertemperatur aufbewahren.

HERZ-KREISLAUF-GESUNDHEIT

- Nach jeder Mahlzeit 1 EL **Petersilie-Elixier** (siehe unten) trinken.

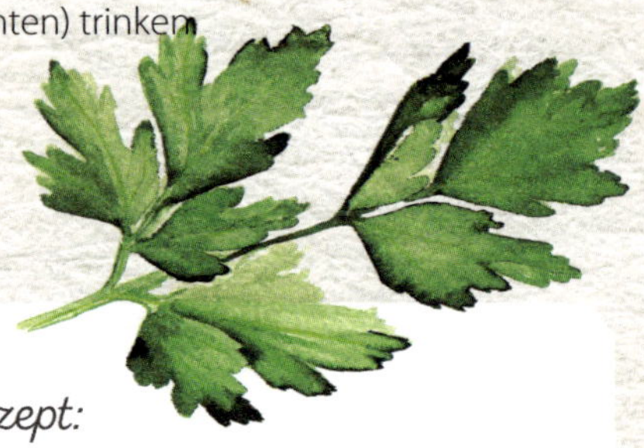

Hildegards Rezept:

PETERSILIE-ELIXIER*

Eine Flasche Bio-Rotwein in einen Topf gießen, 8–10 Zweige glatte Petersilie, 1 EL Weinessig und 3 EL Biohonig hinzugeben. 5 Minuten kochen, filtern und abkühlen lassen. Im Kühlschrank aufbewahren.
Für eine alkoholfreie Version den Wein durch Traubensaft ersetzen. Dann keinen Honig mehr zugeben, da das Getränk wegen des natürlichen Fruchtzuckers im Traubensaft schon süß genug ist.

** Quelle: Institut Hildegardien*

SEELISCHES WOHLBEFINDEN

MÜDIGKEIT, ERSCHÖPFUNG

- Einen Monat lang morgens 1 TL **Birnen-Latwerge** (siehe gegenüber) nehmen, mittags 2 TL und abends 3 TL.
- 10 Tropfen **Brennnesselöl** (siehe gegenüber) auf der Brust und 2–3 Tropfen auf jeder Schläfe verreiben. Das Öl hilft der Konzentration.
- Einen **Enzianwein** herstellen: Dazu 50 g Enzianwurzel in 1 Liter Weißwein geben und 10 Tage mazerieren lassen. Filtern, dann vor jeder Mahlzeit 70 ml – ein halbes Weinglas – trinken.
- Etwas **Ätherisches Zimtöl** direkt aus der Flasche inhalieren (darauf achten, dass nichts auf die Haut gelangt, da es die Haut reizen kann).
- 10 Tropfen von **Hildegards Bittersegen** (siehe gegenüber) unter die Zunge träufeln oder in einem Kräutertee trinken. Bittersegen gibt es fertig zu kaufen.

Hildegards Rezept:

BRENNNESSELÖL

30 g frische Brennnesselblätter hacken (dabei dicke Handschuhe tragen, damit Sie sich nicht verbrennen). In ein Schraubglas geben und mit Olivenöl aufgießen. Drei Wochen mazerieren lassen. Danach filtrieren und die Nesseln wegwerfen. Das Öl äußerlich anwenden.

Hildegards Rezept:

BIRNEN-LATWERGE

5 große Birnen schälen und entkernen. 15 Minuten in Wasser kochen, dann das Wasser weggießen und die Birnen pürieren. 250 g Honig und 2 EL Gewürzmischung (z. B. Galgant, Süßholz, Bohnenkraut und Bärwurz (*Meum athamanticum*) zugeben und mit einem Holzlöffel verrühren. Noch heiß in kleine Schraubgläser gießen. Einige Tage im Kühlschrank aufbewahren oder einfrieren.

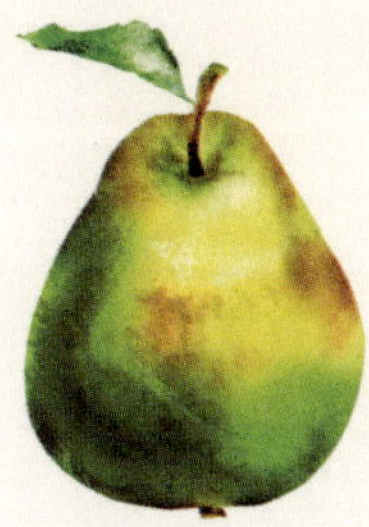

Hildegards

BITTERSEGEN

Dieser Kräuterbitter wird aus den aktiven Bestandteilen wilder Kräuter, die Hildegard einst auswählte, hergestellt. Mit Bittersegen lassen sich die verschiedensten kleinen Beschwerden gut behandeln – plötzliche Müdigkeit, ein Schwächeanfall, Übelkeit oder starke Gefühle. Einige Tropfen auf die Zunge träufeln oder in eine Tasse Kräutertee geben. Einmal täglich einnehmen. Auch gut zur Stärkung der natürlichen Abwehr: täglich 10–20 Tropfen nehmen.

SCHLAFLOSIGKEIT, SCHLAFPROBLEME

- Drei Teile **Fenchelsamen** mit einem Teil **Frauenminze** (*Tanacetum balsamita*) mischen, dann 5 TL dieser Mischung 3 Minuten in 250 ml kochendem Wasser ziehen lassen. Filtern, abkühlen lassen und zimmerwarm trinken.
- Eine **Amethyst**-Kette oder ein Armband tragen, um Ängste zu lindern und zur Ruhe zu kommen.

KOPFSCHMERZEN

- Vor jeder Mahlzeit 2 **Mutterkraut**-Kapseln nehmen. Sie können auch eine dreimonatige Kur durchführen, während der täglich 2 Kapseln genommen werden.
- Täglich 5 **Mandeln** essen.
- Einen **Fenchelsamensud** herstellen: Dazu 2 EL Fenchelsamen 5 Minuten in 150 ml Wasser kochen. Abkühlen lassen, dann ein Tuch darin einweichen und damit Schläfen und Stirn abreiben. Dreimal täglich wiederholen.
- Einen **Smaragd** durch Anhauchen erwärmen, dann auf Stirn und Schläfen auflegen. Danach den Smaragd in den Mund nehmen und einige Minuten dort lassen. Darauf achten, ihn nicht versehentlich zu verschlucken.

Das in Mandeln enthaltene Magnesium kann Migräne vorbeugen.

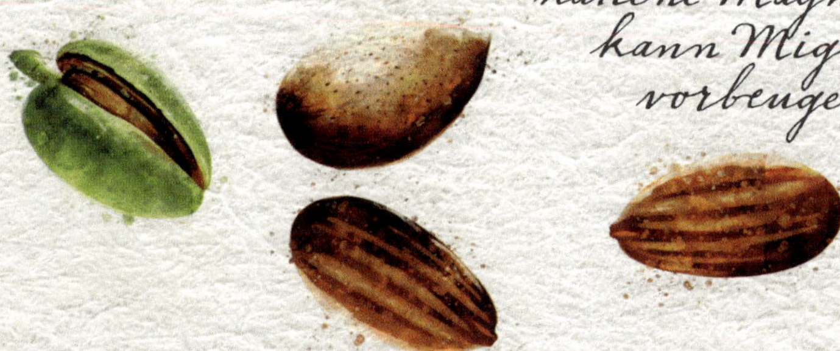

Der Genuss von Mandeln kann zur Reduzierung von Kopfschmerz beitragen.

STRESS

- Einen Monat lang morgens 1 TL Birnen-Latwerge (siehe S. 139), mittags 2 TL und abends 3 TL einnehmen.
- 500 g **getrocknete Lavendelblüten** ins Badewasser geben. 5 Minuten ziehen lassen, dann in das Wasser steigen und 10 Minuten darin entspannen – vorzugsweise abends als Vorbereitung für das Schlafengehen.
- Als Ergänzung zu einem der oben beschriebenen Heilmittel einen **Amethyst** oder **Chalzedon** nah an der Haut tragen.

INFORMATIONEN UND BEZUGSQUELLEN

HILDEGARD UND IHRE PRINZIPIEN

Internationale Gesellschaft Hildegard von Bingen
www.hildegard-gesellschaft.org

Portal, das vor allem über die Lebens- und Wirkorte Hildegards informiert, die man heute noch erleben kann, z. B. auf dem Rüdesheimer Hildegardweg
www.landderhildegard.de

Bund der Freunde Hildegards
hildegardvonbingen.info

Sendung des Bayerischen Rundfunks über Hildegard von Bingen mit pdf-Material
www.br.de/fernsehen/ard-alpha/sendungen/schulfernsehen/mittelalter-hildegard-von-bingen-100.html

HILDEGARD-LEBENSMITTEL, GEWÜRZE, NAHRUNGSERGÄNZUNG

Onlineshop JURA Naturheilmittel: Bioprodukte, Kräutergetränke, Hildegard-Nahrungsergänzungsmittel, -gewürze und -kosmetik
www.hildegard.de

Die Benediktinerinnenabtei St. Hildegard hat außer einer Klosterakademie und einem Café auch einen Onlineshop, der Dinkelkaffee, Hildegardgewürze und vieles mehr verkauft
www.abtei-st-hildegard.de/onlineshop

Dinkelprodukte, alles für das Hildegard-Fasten, Heilsteine, Hildegard-Bücher
www.hildegards-laden.com

Großer Hersteller von Bioprodukten, der viele Hildegard-Lebensmittel im Programm hat
www.sonnentor.com

Onlineshop für christliche Bücher und Geschenke. Bionahrungsmittel und -kosmetik nach Hildegards Originalrezepten; Hildegard-Bücher und -Geschenkartikel
www.vivat.de

Österreichischer Shop für Hildegard-Lebens- und Heilmittel: Salben, Elixiere, Kräuter, Tinkturen, Edelsteine ...
www.hildegardvonbingen.at

Hildegard-Lebensmittel, Fastenpakete, Kräuterkissen, Bücher und vieles mehr
hildegard-spezialist.de

REGISTER

Kursiv gedruckte Einträge sind Rezepte; **fett gedruckte** Seitenzahlen verweisen auf einen Hauptartikel.

BILDNACHWEIS

Moira Clinch cover; 2/3; 28/29; 30–42; 100–117; 133

AKG-images 11 akg-images

ShutterStockphoto.Inc 6 Foxys Forest Manufacture; 8–9 Anna Bogush; 12, 15 Foxys Forest Manufacture; 16 VioNet; 17 Vladislav Noseek; 18–19 jack Jelly; 20–21 andreonegin; 22 Foxys Forest Manufacture; 25, 26–27 casanisa; 36 li. Nadya Shatrova; 43 Viktor1; 44–45 Foxys Forest Manufacture; 46 ecspelliarmus; 47 Julia Poleeva; 48 sibiranna; 51 EKramar; 52–33, 54 Foxys Forest Manufacture; 55 9dream studio; 57 zygonema; 58 Foxys Forest Manufacture; 59 Monash; 60 ILEISH ANNA; 61 mimibubu; 62 Julia Poleeva; 63 li. Natalia Hubbert; 63 re. Katflare; 64 Astro Ann; 65 xpixel; 66 De Repente; 67 Cincinart; 68 greatstockimages; 69 TierneyMJ; 70 Elvanova; 73 EKramar; 74, 75 Natalia Hubbert; 76 Violanta Klimenko; 77 Kati Finell; 78 Anastasia Semova; 79 Shablon; 80 FrauTori; 82 casanisa; 84 NaDo_Krasivo; 85 Rita Gray; 87 Natalia Hubbert; 88–89 VICUSCHKA; 90 casanisa; 92 Astro Ann; 95 matin; 96–97 Foxys Forest Manufacture; 98–99 Jiri Hera; 106 matin; 108 Paulius Beinaravicius; 118 Frannyanne; 119 LightField Studios; 121 Luisa Gonzalez P; 122–123 CoralAntlerCreative; 124 Barbara Dudzinska; 125 Dmitri Gristsenko; 126 Foxys Forest Manufacture; 127 matin; 128 li. Inspiring; 128 re. Regina Jershova; 129 katiko.dp; 130 Natalia Hubbert; 131 Rita Gray; 132 Ines Behrens-Kunkel; 135 li. Katflare; 135 re. Arefyeva Victoria; 136 Katflare; 137 ann diidik; 138 Nadezhda Shoshina; 139 suns07butterfly; 140 ConceptCafe

DANKSAGUNG

Eddison Books Limited

Geschäftsführung **Lisa Dyer**

Redaktionsleitung **Nicolette Kaponis**

Übersetzung **Anne McDowall**

Grafikdesign und Redaktion **Fogdog Creative** (www.fogdog.co.uk)

Illustrationen **Moira Clinch**

Korrektorat **Marianne Taylor**

Register **Marie Lorimer**

Herstellung **Sarah Rooney**